超過100個隨時隨地、隨手可玩的生活專注力遊戲

暢銷修訂版

視覺專注力遊戲
在家輕鬆玩

食、衣、住、行視覺認知專注力

專業職能治療師／ **陳宜男** & **劉奇鑫** ◎合著

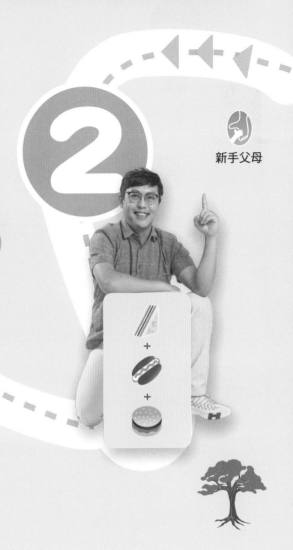

新手父母

2

本書適玩年齡
6～12歲

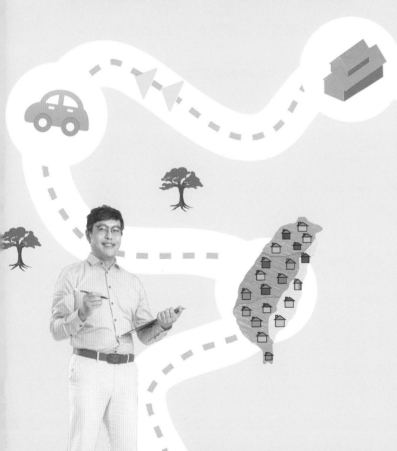

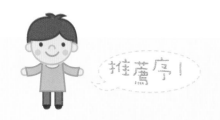

是「遊戲書」，
更是充滿創意的「點子書」

文／國立台中教育大學幼教系早期療育教授、全腦科學教育協會理事　林巾凱博士

「遊戲」對於早期療育工作者來說算是一項工具，古人說：「工欲善其事必先利其器」，所以遊戲的準備對於所有早期療育人員及幼教老師而言算是一門非常重要的課程。

好的遊戲要能引發孩子的學習動機

一個好的遊戲不僅要能引起孩子的學習動機，更要讓孩子可以將從遊戲中所學習到技巧應用到日常生活中。

這樣的概念一直是我們教授遊戲設計課程時的圭臬。此書以日常生活食、衣、住、行四大方向來設計視覺認知活動，訓練孩子的視覺區辨、視覺記憶、前景背景、視覺完形、視覺空間及物體恆常等基本概念，以日常生活中實際活動為教材，提高孩子參與動機及幫助其更容易應用於實際生活中。

書中內容包括，認識洗滌標籤、捷運票價查詢及停車位置記憶等，許多在家長或是老師眼中不起眼的遊戲，其中卻暗藏許多視覺認知基本技巧。這些基本技巧同時也是提高孩子學習效率的基礎。

遊戲書是最佳的親子遊戲教材

　　遊戲書在台灣大部分都是當作家長忙碌時孩子打發時間的工具，目前市面上鮮少有替專業人員或是幼教老師所設計的教材書籍，這跟國外的情形不同。此書的內容不僅可以在家由家長的陪伴下當作親子間遊戲的教材，更可以當成專業人員或是幼教老師們平時上課的教材。

　　宜男目前就讀於台中教育大學早期療育研究所在職專班，並擔任彰化縣職能治療師公會理事長，而奇鑫除了醫院的工作外，亦利用晚上和假日至中臺科技大學兼課，看似連睡覺時間都不夠的兩個人，竟還能擠出時間寫書，無私地將多年的臨床經驗與專業分享給家長與老師，實令人感動與佩服。

　　就商業的角度來看，這本書的內容真的豐富到可以分成二至三冊來出版，然而他們倆卻堅持將創意與點子利用最有效率、最經濟的方式毫不保留的呈現給大家，因此這本書不僅是「遊戲書」，更是充滿創意的「點子書」，除了提供孩子遊戲，也激發家長與老師的創意。

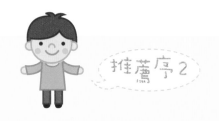

藉由遊戲，
自然改善視覺認知技巧

文／嘉義大學特殊教育學系主任暨研究所所長　陳明聰

　　視覺是小朋友認知學習的重要管道，但有不少小朋友因為缺乏適切的視知覺能力，而影響其認知的學習。例如，有的小朋友會「日」、「目」不分：或把「十」看成「÷」，而造成學習上的困擾。

　　藉由適當的訓練或活動是可以改善孩子視覺認知技巧的，只不過要透過什麼活動來改善呢？對小朋友而言，遊戲是一種較為自然而且有趣的方式。

　　本書的兩位作者，奇鑫和宜男，是有多年臨床經驗的職能治療師，之前就研發並出版訓練視覺認知能力的遊戲書。這本新書延續前一本書的目的，在促進視覺區辨、視覺完形、前景背景、視覺記憶、視覺空間、物體恆常及視覺注意力等視覺認知技巧。

　　雖然訓練的能力一樣，但不同於前一本的地方是，新書將這些技巧以日常生活中常見的食、衣、住、行等遊戲來呈現，使用這些日常生活遊戲做為教材（如：查詢捷運票價、分類襪子等），讓孩子可以從這些生活化的遊戲裡，學到視覺認知基本技巧，並更容易地將所學到的技巧類化於實際生活中。

　　這些有趣的遊戲相當適合家長、特教老師、治療師帶著小朋友一起來玩。尤其是家長可以透過和孩子一起玩來促進親子關係，寓教於樂。

　　對於實務工作者能將個人專業的創新出版並分享，個人相當敬佩，也期待這本書的出版能讓更多的孩子受益。

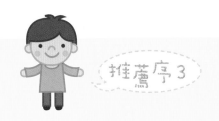

協助師長引導孩童，
創造雙贏結果

文／社團法人中華民國職能治療師公會全國聯合會理事長　王珩生

宜男先前曾在中山醫學大學附設復健醫院及彰化基督教醫院等醫學中心服務，也曾擔任過兩屆彰化縣職能治療師公會理事長，目前更是臺中市星願樹聯合醫事機構負責人。多年來他成立兒童注意力及視知覺訓練團體，來協助孩童及家長，期讓更多家庭受惠。

我認識宜男多年，深知他對兒童職能治療相關領域的投入與付出，尤其是他觀察入微，常能針對孩童注意力不集中及生活自理等之問題，彙整出解決方法，也能針對不同狀況之孩童，設計出個別化活動，來引導孩童朝向正常化之發展里程目標前進。

再者，為了讓更多孩童能透過其精心設計的教材，在家輕鬆練習，因此宜男等人合著視知覺專注力遊戲在家輕鬆玩系列之遊戲書，透過視知覺之七大主題：視覺區辨、視覺完形、視覺前景、視覺記憶、視覺空間、視覺恆常、手眼協調等來加以訓練，進而提升孩童的興趣與參與動機，增進學習的效果。

隨著時代的演進，孩童所面臨到家庭、課業、學校與同儕間相處之壓力與日劇增，透過這套視知覺專注力遊戲叢書，期望能協助家長及老師，從旁引導孩童，並經由職能治療師適時地建議，使之相關問題得以逐步獲得改善，進而提昇學習動機與態度，增進家庭與學校的關係，創造雙贏的結果。

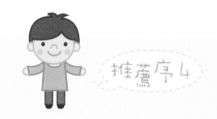

玩遊戲，
增進孩子多方面的發展

文／國立嘉義大學幼教系所教授 楊淑朱博士

身為教育學者，對孩童的學習一直很關心，尤其孩童的學習內涵與方式更值得關切。我在大學任教二十多年有餘，遊戲是我每年必授之課，從大學部、研究所碩士班至博士班皆開授遊戲課程，因此，對遊戲主題相關出版品皆充滿興趣與感恩，除了多一些參考書籍外，也能提供社會大眾對遊戲更多面向的接觸與了解。

其實從許多研究結果都顯示，遊戲能增進孩子多方面的發展，孩子在遊戲中的心情是愉悅、放鬆的，因此，透過遊戲孩子的學習效果比制式化的學習情況佳，所以，遊戲被認為是孩子學習時最受歡迎也是最適當的媒介。

在此書中作者透過四個遊戲單元的設計，有助訓練孩子的視覺區辨、視覺完形、視覺前景背景、視覺記憶、視覺空間、物體恆常、及手眼協調等能力。主要目的除了藉此增進孩子的專注力、想像力及變通力，亦企圖提升其學習重點線索的記憶力。

本書作者是臨床治療師，發現求助的孩童普遍發生下列情形：看完東西後轉眼就忘了、常找不到東西、上課跟不上老師說話的速度、圈詞抄寫不全、資料搜尋困難及問題解決能力不足等，也常因物體外表改變而認為物體本質也改變的現象，因此，四個遊戲單元內容也盡量都以日常生活中孩子可能發生或一直存在的問題情境為設計重點，期望透過遊戲的進行能改善或解決現況。各單元皆包含數個不等的目的性遊戲，可看出作者的用心與努力，此本書值得家長及教師參考使用。

目前孩童由於功課壓力、學校人際關係處理的問題及家庭關懷過與不足等現象，常讓孩子無所適從，身為父母者宜多親近孩子、傾聽孩子，給予孩子絕對的安全感；身為教師者，也宜重視孩童個別差異，隨時給予信心及信任，並讓孩子感受愛與溫暖。

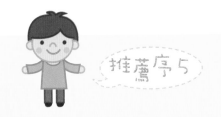

良好的視知覺能力是專注的重要基礎

文／彰化基督教醫院復健醫學研究中心主任　**魏大森**

　　良好的視知覺是小朋友手眼協調與感覺統合功能重要的基礎。幾週前，宜男與奇鑫告知即將出版《視覺專注力遊戲在家輕鬆玩》系列書時，我是既驚喜且深受感動，因為這本書的出版是團隊成功運作的實例。

　　算算時間他們兩位到彰基復健科任職多年，宜男曾任彰化縣職能治療師公會理事長，奇鑫則在紐約州州立大學水牛城分校取得職能治療碩士即至本院任職。兩人在部門支持與期許下盡心盡力為視知覺障礙小朋友規劃這本台灣唯一且頗具特色的訓練教材，實令人感動。

　　彰基復健科最初推出兒童注意力訓練團體、視知覺與注意力課程時，有多位新移民媽媽和小朋友一起上課，場面頗為壯觀。起初治療室設在部門會議室，僅夜間的治療，經常聽到喧嘩聲震耳而來，還有宜男和奇鑫對小朋友的大聲疾呼，會議室則凌亂不堪、螢幕數度污損，當時雖懷疑課程後續的成效與投資報酬率，但仍期許兩位除課程訓練外，更要教導小朋友守規矩、重紀律與學習團體互動的能力。經過課程訓練，小朋友注意力提高了、學校成績變好了，更重要的是行為舉止更能自律。在此，要感謝醫院大力支持，擴大部門兒童職能治療空間，並更新電腦、觸控螢幕與投影機等設備。

　　我常告訴同仁，患者是醫師和治療師最好的老師。所謂教學相長、三年有成，宜男與奇鑫的辛苦終於有不錯的成果，也期待他們能將三年來的小朋友教案匯集、歸納與研究，出版於科學期刊，做為訓練教材有利的實證支持；在此勉勵所有治療師同仁，盡量匯集大家的臨床經驗，不管是出版書籍或期刊，都是對這些小老師們的最大回報。

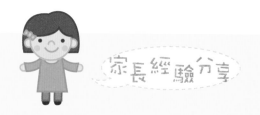

玩遊戲，
增進專注力與親子關係

文／龍鳳胎媽媽　趙丹維

　　我是一個龍鳳胎的媽媽，兩個孩子——姐姐瑞韓與弟弟瑞克。打從娘胎出來，他們倆就相差一分鐘，身高差了一公分，體重也差一磅，領先在前的一直都是姐姐，一直都是多了那一點點。

　　就這樣一直到了孩子到了兩歲大時，姐姐依舊先學會了講話，也會比出「YA」的動作，弟弟依舊還不會；長輩們都說那是因為男生發展的比較慢，沒有關係；但新手媽媽的我還是覺得應該相信專業，所以來到了彰化基督教醫院做發展評估，發現到弟弟的發展似乎慢了將近半年，醫生建議我讓弟弟上職能和語言的治療。

　　在職能治療時認識了陳宜男老師和劉奇鑫老師，一開始老師很有耐心的做詳細的評估，接下來就開始瑞克的訓練過程。每次上課老師總是不厭煩的一次又一次的教他練習，剛開始孩子沒有耐心可以坐在椅子上超過三分鐘，漸漸的五分鐘，十分鐘過去，甚至是一整堂課孩子似乎更坐的住了。

　　但一週一次的上課，讓心急的我認為太少了，老師就會拿一些小練習讓我帶回家讓瑞克練習；以前的瑞克就算衛生紙放在他面前，他還是會問我：「衛生紙在那？」現在的他只須告訴他在那一個方向他就可以找到。但後來龍鳳胎開始了幼稚園的中班生活，所以也無法到醫院上課，這樣的孩子也很多，老師也注意到需要訓練專注力孩子真的很多，所以還是用心準備了相關專注力的書。

現在的瑞克在學校是很讓老師稱讚的孩子，老師總說他的專注力很好，上課都很用功聽老師講，一點都不比姐姐差喔！而姐姐在握筆的練習上還差了弟弟一點喔！老師說有練習還是有差別的！

　　自從老師出了《視覺專注力在家輕鬆玩》系列書後，我和爸爸每天利用一點點睡前時間陪姐弟倆練習，一方面加強了小孩的專注能力，一方面增進了親子關係，真的是一舉兩得。所以再次感謝陳老師和劉老師！謝謝！感恩！

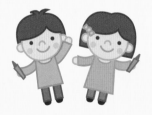

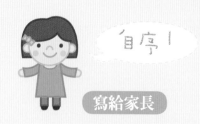

發現問題根源，才能有效幫助孩子

文／陳宜男

2011 年 3 月 20 日凌晨 2：40，終於完成第二本書的遊戲初稿，比起上一本書，這本書給我和奇鑫（本書另一位作者）的驚奇又更多了，不僅圖片的細緻度更加精進，更重要的是這本書更符合和我們的製作理念——將遊戲生活化，讓小朋友更能透過遊戲學習日常生活中的大小事。在撰寫第一本書的時候，我們已經有這樣的想法，也很感謝新手父母能夠支持我們的想法，讓我們有十足的動力接續完成這本書。

視覺認知＝了解眼睛所看到的一切資訊

幾年前，在一次偶然的機會下赴某個機構進行專注力相關的演講，總是喜歡標新立異的我不想流於媚俗的介紹「感覺統合治療」、「行為制約」等常見的議題，因此嘗試從「視覺認知」的角度去看專注力，也找到了許多支持的文獻，至於什麼是「視覺認知」？簡單來說就是：了解眼睛所看到的一切資訊。

我一直深信一個論點：「基礎能力不佳將導致注意力不佳和學習缺乏效率，視覺認知缺陷就是其中一個主因」，簡單來舉些例子，上課容易發呆、看書會跳行或寫功課很慢的小朋友往往是家長抱怨專注力不佳或容易分心的主要族群，然而這些小朋友透過感覺統合或行為改變技術等介入方法後仍然沒有明顯改善，這時，何不追根究底地去了解這些問題背後的主因？

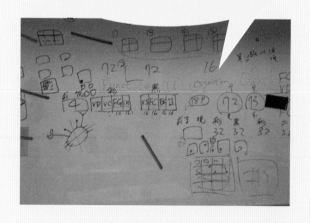

治療室的大白板，是我們創意的源頭！上面總會有密密麻麻的創意點子！

打好「視覺認知」基礎，為課業打底

「上課發呆，會不會是他根本聽不懂上課內容或無法有效吸收黑板上密密麻麻的字呢？」
「看書會跳行，會不會是他缺乏有效率的瀏覽方式？」
「寫功課很慢，會不會是他在手眼協調方面出了問題呢？」

這些在家長或老師眼中「專注力不佳」或「容易分心」的小朋友，也許他們也不想被冠上這些不好的名詞。有個六年級的小朋友曾經跟我抱怨：「我也想專心上數學課呀！但是看到黑板上密密麻麻的數字和轉來轉去的圖形符號，我就頭昏眼花」。這些都可能是基礎沒打好所衍生的專注力問題，而這個基礎就是「視覺認知」能力。

從那次演講後，我就一心想把這個理念化為實際動作，但當一開始單槍匹馬實在是沒動力，然而奇鑫來到彰基後，我把這個想法跟他討論，沒想到一拍即合，他十分支持且願意跟我一起努力開創新的格局，就這樣我們每週都花 2 至 3 個晚上來討論與設計視覺遊戲。

訓練課程中，我們搭配電腦與投影設備所營造的聲光環境來讓小朋友在遊戲中學習與建立專注力所需的基礎能力。

孩子的成長，是我們努力的動力

三年多來，有許多家長表示，小朋友上完我們的課程後在專注力上有很大的進步，也變得喜歡閱讀。因此，家長們希望我們可以將遊戲內容與訓練的理念與大家分享，讓他們在家裡也可以陪著小朋友一起玩，家長們的支持給足了我們極大的動力來出版這套遊戲書。目前，我們也積極的將這些課程進行臨床研究，希望將來可以在專業期刊發表研究成果，提供更多有力的證據。

感謝所有協助我們完成這本書的夥伴，尤其是彰基復健科兒童治療的同事們協助我們測試每個遊戲並提供寶貴的意見，也感謝家長們給我們的回饋與鼓勵。亦感謝彰基復健科魏大森主任極力支持我們主持的視覺認知團體，這是一切動力的源頭。最後要感謝我的太太（怡君），同樣身為職能治療師的她也給了我很多的建議與想法，最重要的是她願意犧牲週末逛街、吃大餐的時間陪我一起完成這本書，這樣的包容心和為孩子努力的心意讓我很感動。

希望這本書可以讓您有更多的收穫與驚喜，在完成這本書的當下我們又有新的想法了，期待下本書可以讓大家耳目一新！

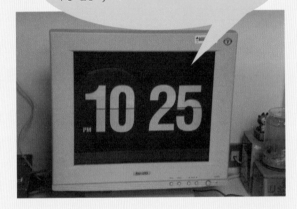

這是我們在醫院常看到的時間，經常一轉眼就是晚上 10 點多了！

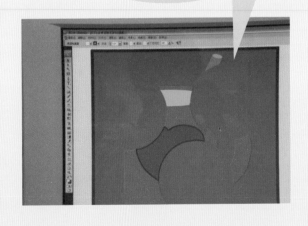

所有遊戲的圖片都由我們一手包辦，摸索從未接觸的繪圖軟體讓我們吃盡了苦頭，但這也是我們成就感的最大來源！

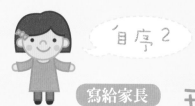

寫給家長

玩遊戲，
有助將專注技巧應用於生活中

文／劉奇鑫

《視覺專注力遊戲在家輕鬆玩》系列書順利出版之後，宜男和我這兩個不安分的大頑童又開始計畫著此書的架構，將所學的技巧運用於日常生活中一直是我們的最高指導方針，寓教於樂的方式可以讓學習更加有效率，甚至達事半功倍的效果。

取材自生活，效果更顯著

於是，我們這一次就以日常生活裡的「食、衣、住、行」為主題，遊戲內容取材於生活，讓孩子在完成遊戲後可以更容易地將所學的技巧類化於平日作息之中。

經過了第一本書的歷練，我們的繪圖技巧更加熟練了，大部分的工作時間都致力於如何讓遊戲更加生動活潑，之前將時間花在專研繪圖軟體基本功能的情況已不復見。遊戲的靈感大部分源於生活中常見的事物，如逛街購物、汽車保養、搭高鐵或捷運等。書中的遊戲就是這麼貼近生活，如此，學習的動機才會強烈，效果必然明顯。

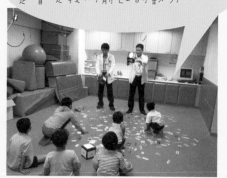

治療室裡是我們和孩子的小天地，看著孩子們的進步，是督促我們前進的動力。

家長的陪伴，是滋養孩子最棒的方式

在第一本書的宣傳期裡，我們遇到了許多貴人，城邦基金會執行長周慧婷女士提供我們機會參與了城邦濱海小學堂的活動，雖然無法定期以視訊的方式來擔任陪讀志工，但是透過半天的活動，讓我們將一些視覺認知的基本技巧傳達給濱海地區弱勢孩童，讓他們可以藉此增進競爭力。

之後，更閱讀了周執行長的《120天給孩子一生的養分》，書中提及「陪伴，是最珍貴的禮物」，讓我更加確定書中的遊戲一定要由家長的陪同下進行，捨棄了孩子獨自完成遊戲的設計概念，或許這樣子的想法與坊間許多遊戲書的目的相違背，甚至可能危及到銷售量，但是我堅信如此作法可以讓孩子學得更加開心及專心。

分享視知覺概念，分享對孩子的愛

其次，是嘉義大學幼兒教育學系楊淑朱教授，讓我們有機會進入校園與未來幼教老師分享視知覺相關概念，許多基本能力並不是與生俱來，需要經歷長時間的練習才能駕輕就熟地運用到日常生活中，如此寶貴的機會，可以讓未來幼教老師們將課堂上所學的視知覺技巧運用於課程設計之中，讓全台灣所有的孩子都可以及早建立完善的視覺認知基本能力。

要感謝的人很多，您們寶貴的意見都是促成完成本書的動力，沒有您們的支持及鼓勵，無法在這麼短的時間內設計出本書裡所有的遊戲。

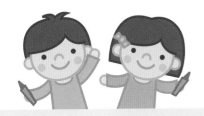

專注力遊戲在家輕鬆玩 ❷　目 錄　contents

家長教戰秘笈　陪孩子玩視覺專注力遊戲前的四堂課

第一課：「三分鐘」檢視兒童專注力缺失

第二課：視覺認知對於小朋友日常生活的重要性

第三課：視覺認知障礙在各年齡層的表徵

第四課：遊戲隨你玩，創意無限大

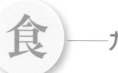
為什麼需要這個能力？

點餐時，需要判斷相似餐點間的異同；烹飪食物時，需要仔細回想食譜的步驟。應用在專注力上，將有助孩子學習辨識物品的輪廓、形狀、顏色、大小、數量。

玩遊戲可以改善什麼？

可以增加小朋友在「食」方面的生活經驗，包括，模擬點餐、烹飪食物、閱讀食譜等概念，讓小朋友可以將這些學習過的概念應用在生活中，讓生活更加便利。

怎麼玩單元 1 ？

→小朋友下面的發票，請你對照題目區的中獎月份及中獎金額，將中獎的金額用鉛筆填在下方的空格中。

100年1-2月份 統一發票中獎號碼單	
中獎號碼	獎　金
UW 84673124	2000
UW 24613122	2000
XX 52575144	2000
UW 34678124	1000
RX 45789013	1000
UW 32378166	1000
UW 32678164	500
XX 84378144	500

100年3-4月份 統一發票中獎號碼單	
中獎號碼	獎　金
XX 84378144	2000
PX 45789013	2000
UW 24613122	2000
OA 45789013	1000
XX 22575122	1000
UW 42378163	1000
XX 34678124	500
PV 45789103	500

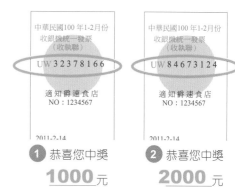

中華民國100 年1-2月份
收銀機統一發票
（收執聯）

UW 3 2 3 7 8 1 6 6

適知爵連食店
NO：1234567

2011-2-14

1 恭喜您中獎
1000 元

中華民國100 年1-2月份
收銀機統一發票
（收執聯）

UW 8 4 6 7 3 1 2 4

適知爵連食店
NO：1234567

2011-2-14

2 恭喜您中獎
2000 元

為什麼需要這個能力？

分類襪子時，需依照襪子的樣式和顏色分類；買衣服時，需依不同條碼來區分尺寸。應用在專注力上，將有助孩子學習記憶顏色、大小、配對和分類。

玩遊戲可以改善什麼？

可以學習許多有關「衣」的相關知識，如：洗滌標籤、服飾吊牌、襪子分類等，孩子可以利用書中遊戲所學到的技巧，實際應用於日常生活中，將有助生活常規的訓練。

怎麼玩單元 2 ？

→小朋友，下面的遊戲區中有五條毛巾，請你將題目區中可以機洗、手洗等二種不同洗滌方式的毛巾，以不同顏色的蠟筆在上面做記號。

可機洗　○　　手洗　△

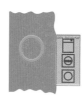 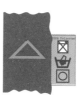 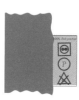 

[主題遊戲 3 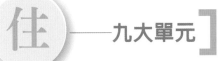 住 ——九大單元]

為什麼需要這個能力？

搭電梯時，需要對照樓層選擇按鈕；寄信給朋友時，需要查看地址與郵遞區號。應用在專注力上，將有助瀏覽在黑板上的字體。

玩遊戲可以改善什麼？

符合日常生活關於「住」的情境，如：室內平面設計圖、郵遞區號查詢、捷運路線圖、水管修繕等，可建立孩子日常生活常識的資料庫，方便解決生活問題。

怎麼玩單元 3 ？

→這間家具行的家具都變形了，原來這是老闆的創意，如果確定要購買老闆就會幫你恢復原狀囉！小朋友，請對照題目區的價格及圖形來估算遊戲區家具的價格吧！

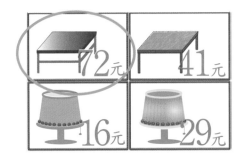

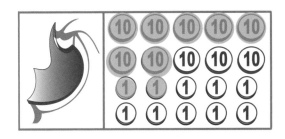

[主題遊戲 4 行 ——九大單元]

為什麼需要這個能力？

停車時，需記得停的位置；搭捷運時，必須參考自動售票機上的票價圖，來決定到達目的地所需要的金額。應用在專注力上，將有助在地圖上找到正確的地名。

玩遊戲可以改善什麼？

可以學習到許多有關「行」的相關知識，如：過收費站、停車票卡、登機證等，孩子可以利用所學到的技巧，應用於日常生活中練習，可達事半功倍的效果。

怎麼玩單元 4 ？

→小朋友，下面的車牌被葉子遮住了，請你仔細看看，將正確的車牌號碼用鉛筆寫在車牌下方的空白處。

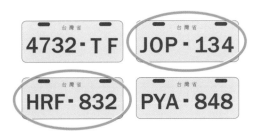

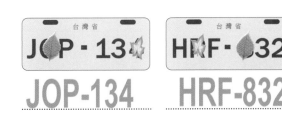

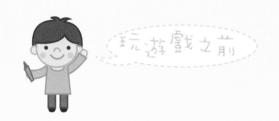

「視覺認知」是學習新知的重要關鍵

　　「視覺認知」對許多家長而言是一個非常陌生的名詞，更別提和「注意力不足」扯上關係。在使用本書之前，希望各位家長對於視覺認知相關知識可以有些許的認識，這樣子在使用本書時，才可以達到事半功倍的效果，甚至可以從中體會到作者設計題目的精髓所在，進而自行設計符合自己孩子程度的遊戲。

由家長陪著孩子一起玩遊戲

　　首先，第一件事您必須了解的是：本書活動原本的設計都是採電腦互動式教學，但是為了讓更多的家長可以利用瑣碎的時間來陪孩子玩遊戲，所以改用互動式平面書籍的方式來呈現，當然囉！這樣一個互動式平面書籍，就必須由爸爸媽媽陪著孩子一起玩，許多遊戲甚至可以讓爸爸媽媽自行出題讓孩子來回答。

　　本書內許多遊戲設計甚至不需紙跟筆，只需要孩子用手指玩即可，這樣一個設計方式，主要是要讓爸爸媽媽隨時隨地可以找出零碎的時間來增加孩子的學習優勢，所以如果可以的話，請家長盡量把這一本書放在身邊，那怕是一個等紅綠燈的時間，都可以和孩子進行有趣的遊戲。

學習將視覺訊息轉換成有效的訊息

　　說了那麼多，就是沒提到什麼是視覺認知，所以第二件事就跟各位家長說明視覺認知到底是什麼，為什麼這麼重要？會對學校課業有什麼影響？

　　視覺認知簡單來說就是，孩子看到某些視覺訊息（如：一段課文）可以不可以從中得到重要的資訊。舉例來說：可以將課文中學到的相似字（視覺區辨能力、視覺記憶能力）應用在改錯字的考題中、可以順利將老師口述的新單字圈起來當作回家作業（前景背景能力）、學寫新單字時是否可以將國字寫得工整（視覺空間）……等。

　　許多專家學者認為：視覺認知能力決定了一個孩子學習潛能的優劣，所以囉！視覺認知能力對於孩子學習新事物扮演著重要的角色。

視覺認知能力不佳對課業及生活的影響

　　緊接著介紹本書各個單元裡所強調的概念及其障礙所帶給孩子在學校或是日常生活中的困擾。

1 視覺區辨

可以分辨兩個或兩個以上物品之間不相同的地方，在國小階段的孩子使用到本能力的情境通常都是在改錯字的試題上，孩子如果沒辦法分辨相似字之間的不同點，到了高年級寫作文時，就會出現錯字連篇的情形。在數學方面則容易把「乘號」看作成「加號」或是把「6」看成「9」、「五邊形」與「六邊形」混淆等等。大部分的家長都會覺得孩子只是粗心而已，然而，粗心的情形如果只發生一次的話就還可以接受，但是如果反覆發生，就必須考量孩子基本的視覺區辨能力是否不足。

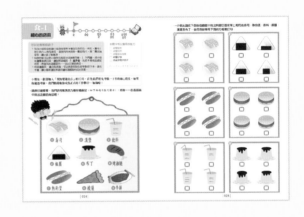

2 視覺完形

也就是見微知著，看到被遮蓋住物品的一小角立即可以知道那個物體是什麼。孩子在學校抄寫聯絡簿的時候，最常發生的情形就是黑板上的內容被調皮的學生擦掉一部分，如果孩子視覺完形能力不錯的話，就可以從僅剩的筆跡中猜出完整的句子。所以，若一個孩子視覺完形不佳，他可能就會無法將進行抄寫的動作，使得老師覺得他是一位問題學生。

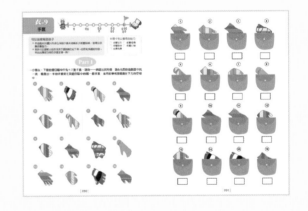

3 前景背景

可以在一堆顏色或是形狀類似的物品中找出想要的物品，此能力不佳的孩子，極有可能在自然觀察課程中出現狀況，如：無法在草叢中觀察到具有保護色的動物、使用顯微鏡觀察細小事物時，無法順利找到目標物。日常生活中，對於地圖的使用也極有可能會出現無法順利找到想要的路名或是地標。

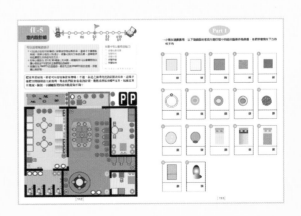

4 視覺記憶

簡而言之就是孩子對於眼睛所看到的東西是否可以記起來，許多視覺記憶不佳的孩子認為記住新的生字或是背誦英文單字充滿挑戰，課堂上也常出現抄寫筆記過於緩慢，因為他們無法一次將一整個句子背起來，然後進行書寫，他們必須每抄一個字就要看一下黑板，如此會消耗掉他們大量的體力，導致接下來就無法好好聽老師講課。

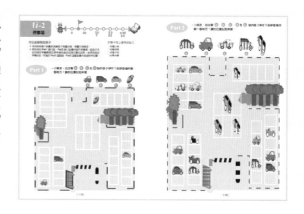

5 視覺空間

就是孩子對於二度或是三度空間中的上、下、左、右概念，視覺空間概念不佳的孩子在數學課時，學習立方體有幾個邊或是幾個面時會有困難，而且對於積木遊戲不感興趣，無法數出照片中一堆積木是由幾個積木所組成等等問題，往後這樣一個情形都可能會影響考試的成績表現。

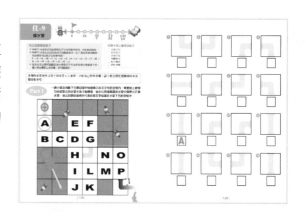

6 物體恆常

一個物品或是圖片不管它變大、變小、旋轉或是稍微傾斜變形都可以辨認出來，此能力在孩子學習過程中最常使用到的時機就是閱讀不同字體的書籍，或是手寫文字稿。能力不佳的孩子，碰到不熟悉的字體可能會出現閱讀速度緩慢的情形。

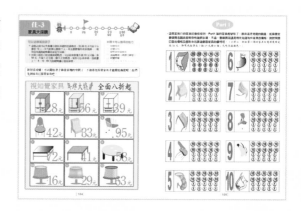

在了解上述能力在孩子學習過程所扮演的角色後，應該不難理解視覺認知能力對於孩子的學習潛能扮演著極為重要的地位，孩子不專心的情形也可以從此得到解釋，為了提升孩子的競爭力，提早開發孩子的視覺學習優勢刻不容緩的一件事。

視覺認知障礙對課業及生活的影響

	視覺認知細項	對課業及生活的影響
視覺區辨	可以分辨兩個或兩個以上物品之間不相同的地方	● 沒辦法分辨相似字之間的不同點，無法改錯 ● 寫作文時，錯字連篇 ● 容易把乘號看作加號或是把6看成9、五邊形看成六邊形
視覺完形	也就是見微知著，看到被遮蓋住物品的一小角立即可以知道那個物體是什麼	● 抄寫聯絡簿時，若被擦掉一部分，就會無法進行抄寫的動作
前景背景	可以在一堆顏色或是形狀類似的物品中找出想要的物品	● 使用地圖時無法順利找到想要的路名或是地標 ● 無法在草叢中觀察到具有保護色的動物 ● 使用顯微鏡觀察細小事物時，無法順利找到目標物
視覺記憶	對於眼睛所看到的東西是不是可以記起來	● 對於記住新的生字或是背誦英文單字有困難 ● 無法先將一整個句子背起來後，再進行書寫，所以每抄一個字就要看一下黑板，以致抄寫筆記過於緩慢
視覺空間	孩子對於二度或是三度空間中的上、下、左、右概念	● 上數學課時學習立方體有幾個邊或是幾個面時會有困難 ● 對於積木遊戲不感興趣，無法數出照片中一堆積木是由幾個積木所組成的
物體恆常	一個物品或是圖片不管它變大、變小、旋轉或是稍微傾斜變形都可以辨認出來	● 碰到不熟悉的字體可能會出現閱讀速度緩慢的情形

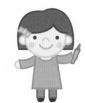 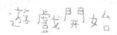

遊戲開始

HOW TO USE
如何使用這本書

➡ **這本遊戲書最大的特色是什麼？**

★ 根據專業職能治療師多年的臨床經驗，並依照小朋友將來可能遇到的日常生活情境設計出的一套系統化訓練策略。

★ 遊戲種類多樣化，有效訓練專注力的七個重要元素。

★ 主題涵蓋食、衣、住、行四個不同主題，且每個小單元都可以學到不同的日常生活功能技巧，如點餐、看食譜、對發票、時刻表、看商標、找機位等包羅萬象的遊戲，不僅讓小朋友提升日常生活的技能，亦能累積生活經驗的資料庫，讓孩子成為生活達人。

★ 應用日常生活常用之題材（如看捷運路線圖、購物等）和真實圖片，讓小朋友在遊戲中更能有效吸收，家長與老師在教導小朋友時也較容易找到實際的題材來進行引導與說明。

★ 遊戲靈活性高，提供家長或老師依照小朋友能力自行出題的機會。

★ 提供訓練前、後測驗，可定期檢視孩童的進步情況。

★ 提供明確的訓練時程安排，讓使用者進行更有效率與系統化的訓練。

★ 提供每個訓練活動的教學技巧（可以這樣教孩子），可作為學校老師教學、家長在家教育與新進專業人員訓練的指引。

★ 家長與老師亦可以透過陪同小朋友一起玩遊戲，學習如何透過周遭常見的題材去設計遊戲。

➡ **怎麼運用這本遊戲陪孩子玩？**

★ 每個訓練單元依活動難度分為三階段：

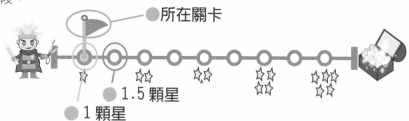

階段1：基礎訓練（☆～☆☆）
階段2：進階訓練（☆☆☆）
階段3：活用訓練（☆☆☆☆）

●所在關卡
☆ 1.5 顆星
● 1 顆星

★ 開始訓練前須先完成附錄1『遊戲前測驗』（P.170），測驗分數將以星號（☆）呈現，依照所得之分數選擇開始訓練的階段，如測驗結果得☆☆，則從☆～☆☆開始遊戲。
待完成四個訓練單元☆～☆☆的所有遊戲後，即可進行附錄2『遊戲後測驗』（P.178），如測驗分數達☆☆☆，則可進入每個單元☆☆☆的遊戲，依此類推。

➡ **怎樣得知孩子訓練成果？**

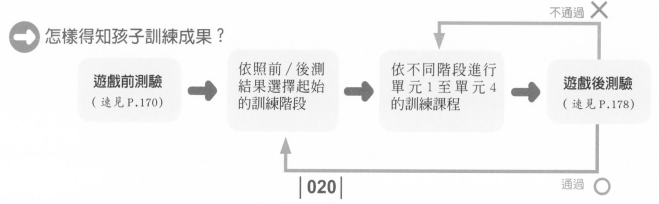

不通過 ✕

遊戲前測驗	➡	依照前/後測結果選擇起始的訓練階段	➡	依不同階段進行單元1至單元4的訓練課程	➡	遊戲後測驗
（速見P.170）						（速見P.178）

通過 ○

遊戲時程該怎麼安排？

依照不同階段，每個小單元（如單元 1-1）**每週進行 3 次課程，每次 15 分鐘。**（供參考，可自行斟酌與調整）

第一次 讓小朋友自行作答約 5 分鐘，之後進行 10 分鐘的教學（可參考每個小單元的小提示來引導）。

↓

第二次 讓小朋友自行作答約 10 分鐘，之後 5 分鐘家長或老師教導小朋友試著去解說答案的原由（如單元食-1 的第 1 題，家長或老師可用口語解釋 4 盤壽司的相同處與不同處）。

↓

第三次 讓小朋友自行作答約 10 分鐘，之後 5 分鐘小朋友獨自解說給家長或老師聽（如單元 1-1 的第 1 題，可讓小朋友自己解釋 4 盤壽司的相同處與不同處）。

特別叮嚀

在進行測驗與訓練前務必確保孩童的視力為正常，如有近視等視力問題，須在矯正後（如戴眼鏡）才可繼續進行。

遊戲導讀範例

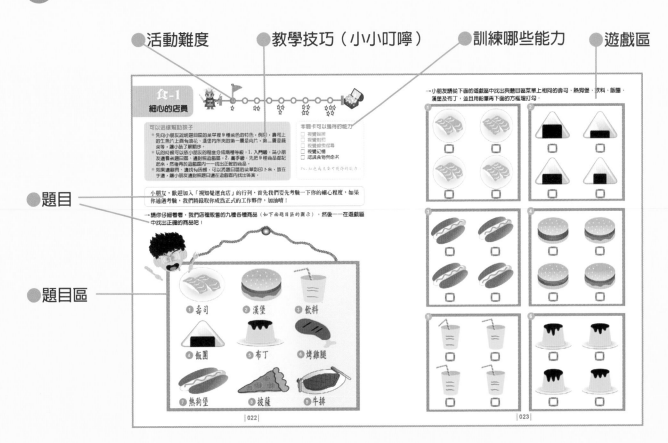

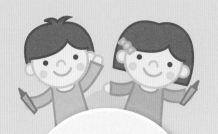

主題遊戲 **1** 食

食-1
細心的店員

食-2
小小服務生

食-3
點餐高手

食-4-1
火速送餐服務

食-4-2
超級採買家

食-5
小小收銀員

食-6
食物收納達人

食-7
廚師小學徒

食-8
食譜大觀園

食-9
我是大廚師

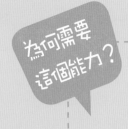

「民以食為天」，這是自古以來不變的道理。然而「食」的概念不僅是只有「吃」，廣義來說食也涵蓋了許多附加的概念，舉凡「食材準備」、「烹飪食物」、「點餐」、「閱讀食譜」等能力都是。

上述關於「食」的能力也都與「視知覺技巧」有著密不可分的關係，例如，選食材或點餐需要有「視覺區辨」的能力，這樣才能判斷相似食材或餐點的異同；烹飪食物時需要仔細回想媽媽或食譜所教的每個步驟，這就需要「視覺順序記憶」的能力；在吃新奇的料理時，大家都會好奇地去看看密密麻麻重疊在一起的食物裡包含了哪些食材，這時就會用到「視覺前景背景」、「物體恆常」、「視覺完形」的能力。由以上可知，視知覺在這項日常生活功能扮演著舉足輕重的角色！

- 透過本單元所提供的遊戲關卡，可以增加小朋友在「食」方面的生活經驗，包括模擬點餐、烹飪食物、閱讀食譜等概念，讓小朋友將來在實際生活遇到類似的情況時，可以應用這些學習過的概念，讓生活更加便利，也可以提升小朋友的成就感。
- 本單元內的 9 個單元涵蓋了視知覺的各種能力，透過貼近生活的題材，小朋友可更加輕鬆的將這些能力融會貫通。
- 玩遊戲中透過家長的指導，可以得到更多貼近生活的概念，例如，在玩點餐遊戲關卡時，家長就可以聯結到上星期去某速食店點餐的情境，更加能增進小朋友的學習動機與想像空間。

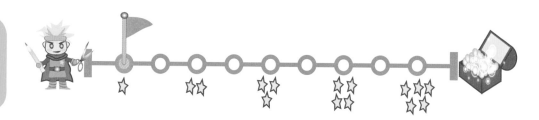
可以這樣幫助孩子

- 先向小朋友說明題目區的菜單裡9種菜色的特色,例如,壽司上的生魚片上面有油花、漢堡內所夾的第一層是肉片,第二層是蔬菜等,讓小孩了解順序。
- 玩的時候可以依小朋友的程度分成兩種等級:1.**入門級**:請小朋友邊看著題目區、邊對照遊戲區;2.**高手級**:先把9種商品都記起來,然後再於遊戲區內一一找出正確的商品。
- 如果邊翻頁、邊找有困難,可以將題目區的菜單影印下來,放在手邊,讓小朋友邊對照題目邊在遊戲區內找出答案。

本關卡可以獲得的能力

- ☐ 視覺區辨
- ☐ 視覺對照
- ☐ 視覺線索搜尋
- ☐ 視覺記憶
- ☐ 認識食物與命名

Ps. 紅色為主要可獲得的能力。

小朋友,歡迎加入「視知覺速食店」的行列,首先我們要先考驗一下你的細心程度,如果你通過考驗,我們將錄取你成為正式的工作夥伴,加油唷!

→請你仔細看看,我們店裡販售的九種各種商品(如下面題目區的圖示),然後一一在遊戲區中找出正確的商品吧!

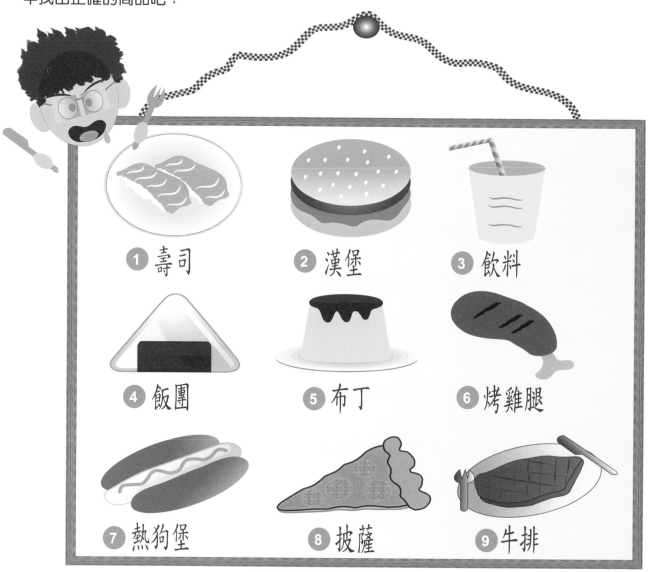

① 壽司　② 漢堡　③ 飲料
④ 飯團　⑤ 布丁　⑥ 烤雞腿
⑦ 熱狗堡　⑧ 披薩　⑨ 牛排

→小朋友請從下面的遊戲區中找出與題目區菜單上相同的壽司、熱狗堡、飲料、飯團、漢堡及布丁，並且用鉛筆再下面的方框裡打勾。

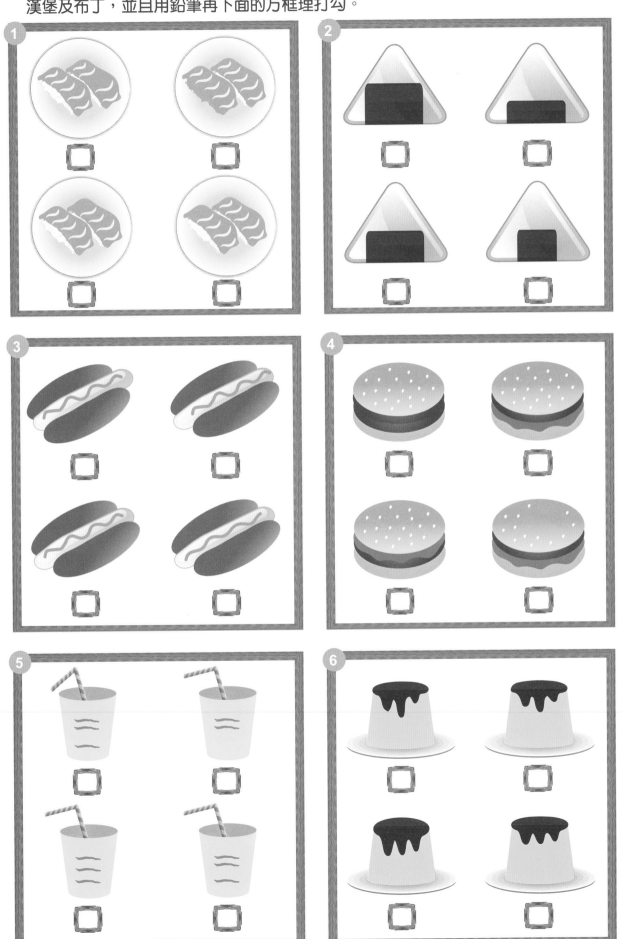

→小朋友請從下面的遊戲區中找出與題目區菜單上相同的披薩、牛排、熱狗堡、烤雞腿、漢堡，並且用鉛筆再下面的方框理打勾。

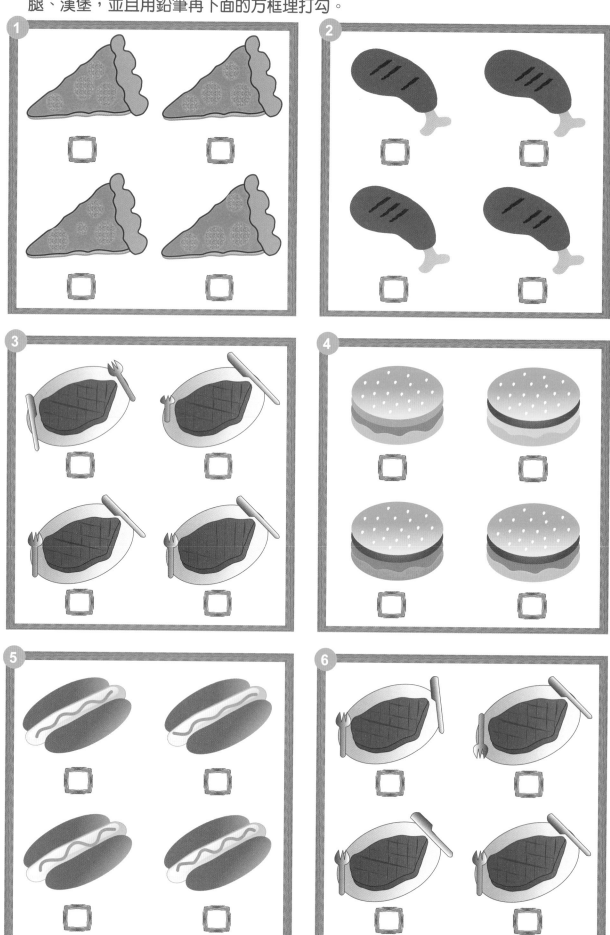

→小朋友你通過上述的考驗了嗎？再來看看你的細心程度，下面的遊戲區中有五個櫥窗，請在每個櫥窗中找出一個和另外三個不一樣的商品，並用色筆將它圈起來。

1

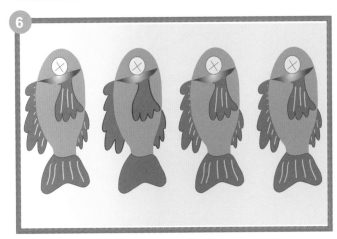

2

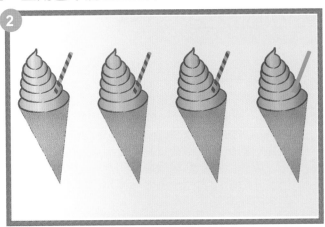

3

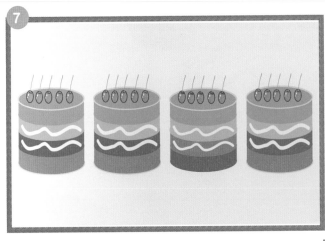

4

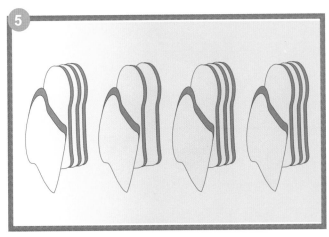

5

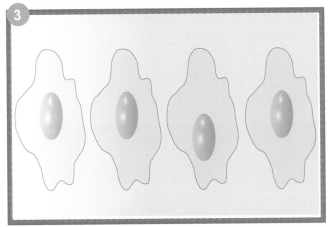

6

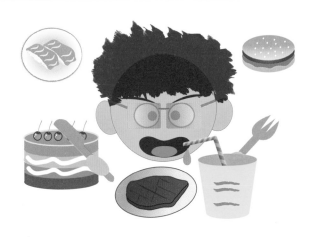

7

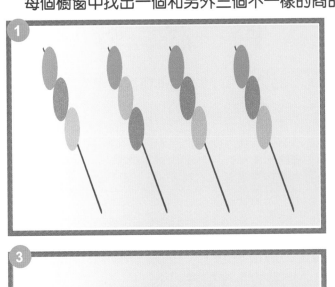

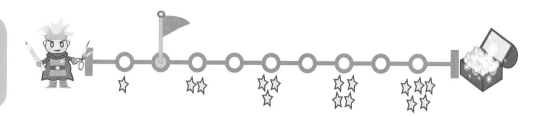

可以這樣幫助孩子
● 可先將題目區中十種套餐內含的九種食物先向小朋友一一做介紹。
● PART1 的遊戲區較為簡單,依照左到右、上到下的順序設計;PART2 的遊戲區則較難,為不規則排列;PART3 的遊戲區融入視覺完形的概念,相對難度更高,可先從指認反白的圖片開始。
● 可以將題目區的套餐菜單影印下來,放在手邊,讓小朋友邊對照題目邊在遊戲區內找出答案。但也可讓小朋友邊翻、邊對照,以增加遊戲的難度。

本關卡可以獲得的能力
☐ 視覺搜尋與對照能力
☐ 視覺完形能力
☐ 序列與群組概念
☐ 視覺記憶能力

Ps. 紅色為主要可獲得的能力。

恭喜你通過第一關的考驗,想必對店裡菜單上的食物都很熟悉了。現在就由你來負責點餐的工作,請你對照客人所點的餐點,去比對看看他們點的是幾號餐吧!

→請你仔細看看,我們店裡總共販售九道菜色,並組成十種套餐(如下面題目區的圖示),請你一一在遊戲區中找出正確的套餐編碼吧!

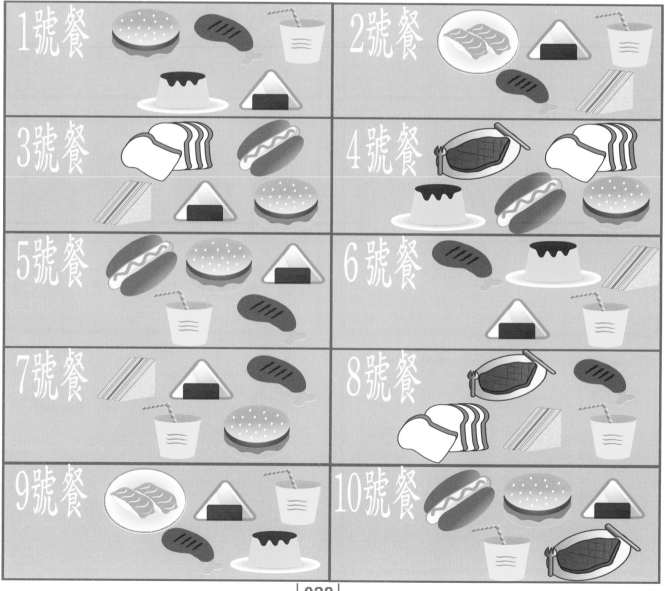

→ 下面的遊戲區中共有九位客人點餐，請你仔細看看，是我們店裡販售的哪一號餐？（如題目區的圖示）請你一一在遊戲區中找出正確的套餐編碼，並填寫在右方的空格中！

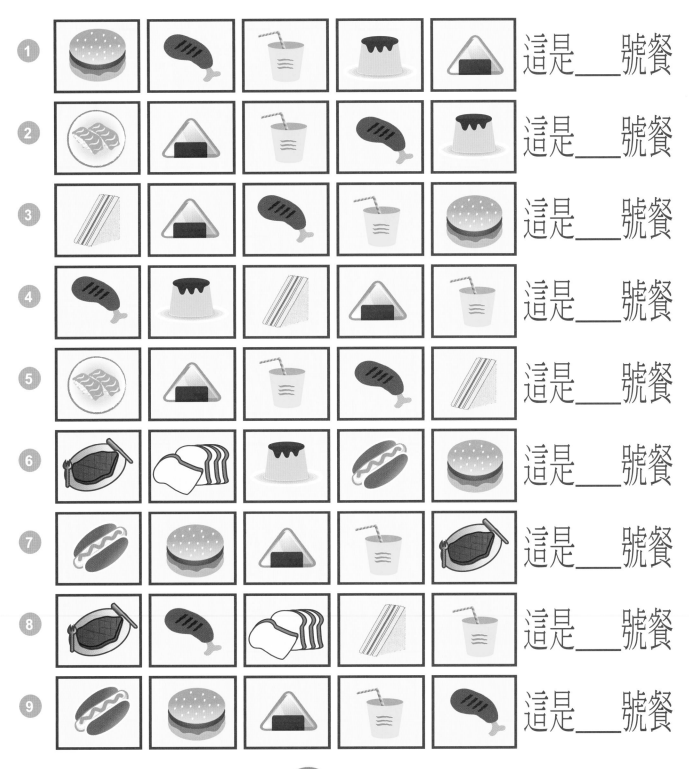

① 這是＿＿號餐

② 這是＿＿號餐

③ 這是＿＿號餐

④ 這是＿＿號餐

⑤ 這是＿＿號餐

⑥ 這是＿＿號餐

⑦ 這是＿＿號餐

⑧ 這是＿＿號餐

⑨ 這是＿＿號餐

專注力
小提示　此遊戲區的遊戲皆按照題目區套餐的排列順序排列，可逐一由左而右，由上而下搜尋。

Part 2

→ 下面的遊戲區中共有九位客人點餐，請你仔細看看，是我們店裡販售的哪一號餐？（如題目區的圖示）請你一一在遊戲區中找出正確的套餐編碼，並填寫在右方的空格中！

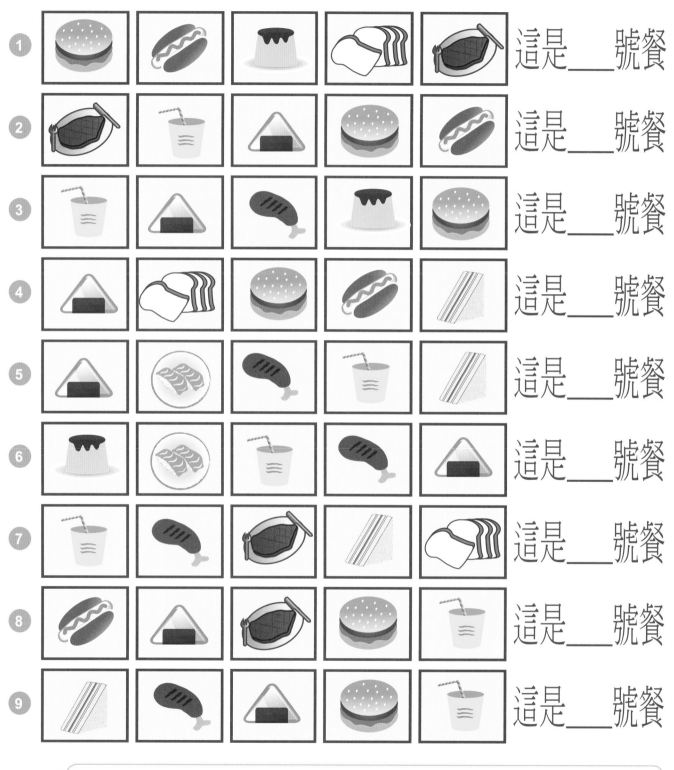

這是＿＿號餐

這是＿＿號餐

這是＿＿號餐

這是＿＿號餐

這是＿＿號餐

這是＿＿號餐

這是＿＿號餐

這是＿＿號餐

這是＿＿號餐

 專注力 小提示　此遊戲區的遊戲沒有按照題目區套餐的排列順序排列，難度較高。建議可以先選定題目中的某一道菜色並將之當成目標物（如牛排），並將套餐菜單中有此道菜色的套餐先圈起來縮小範圍（即只有 4 號、8 號、10 號套餐），然後再至遊戲區選擇答案（即只有第一、二、七、八位客人的套餐內含牛排），這樣會比較好搜尋唷！

Part 3

→ 下面的遊戲區中共有九位客人點餐，請你仔細看看，是我們店裡販售的哪一號餐？（如題目區的圖示）請你一一在遊戲區中找出正確的套餐編碼，並填寫在右方的空格中！

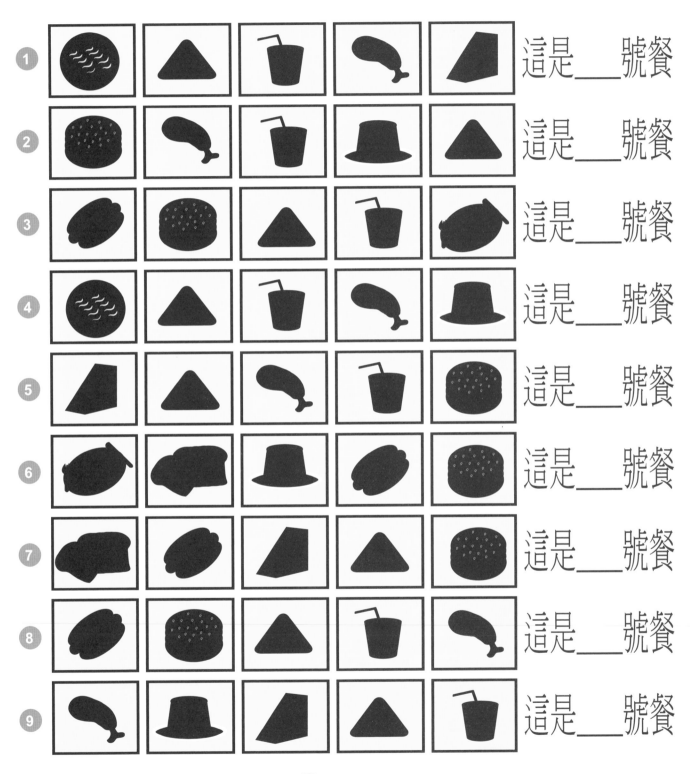

1 這是＿＿號餐

2 這是＿＿號餐

3 這是＿＿號餐

4 這是＿＿號餐

5 這是＿＿號餐

6 這是＿＿號餐

7 這是＿＿號餐

8 這是＿＿號餐

9 這是＿＿號餐

專注力
小提示
此遊戲區的遊戲皆按照題目區套餐的排列順序排列，可逐一由左而右，由上而下搜尋。

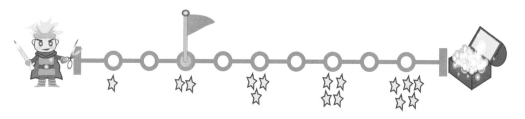

可以這樣幫助孩子

- 請小朋友先當客人來點餐，家長在右頁的遊戲區中先選擇其中一張點菜單，並請小朋友在左頁的題目區中將點菜單的內容物一一指出。待小朋友了解遊戲玩法後再開始本關卡的玩法。
- 如果小朋友一開始記不住，可以先用鉛筆在題目區將客人所點的餐點圈起來，接著再請小朋友至右頁的遊戲區中找出該張點菜單。

本關卡可以獲得的能力

☐ 視覺區辨　　☐ 視覺記憶
☐ 點餐概念　　☐ 手眼協調

Ps. 紅色為主要可獲得的能力。

相信現在你已經熟悉本店的各種食物，已經夠資格擔任本店的點餐服務生囉！
現在就由你來負責幫客人點餐吧！

→ **請客人先從右頁的遊戲區中隨機挑選一張點菜單來點餐**（並請小朋友用手指頭在左頁的題目區中一一點出該點菜單的菜色），**然後再請小朋友在遊戲區中找出你所選擇的點菜單。**

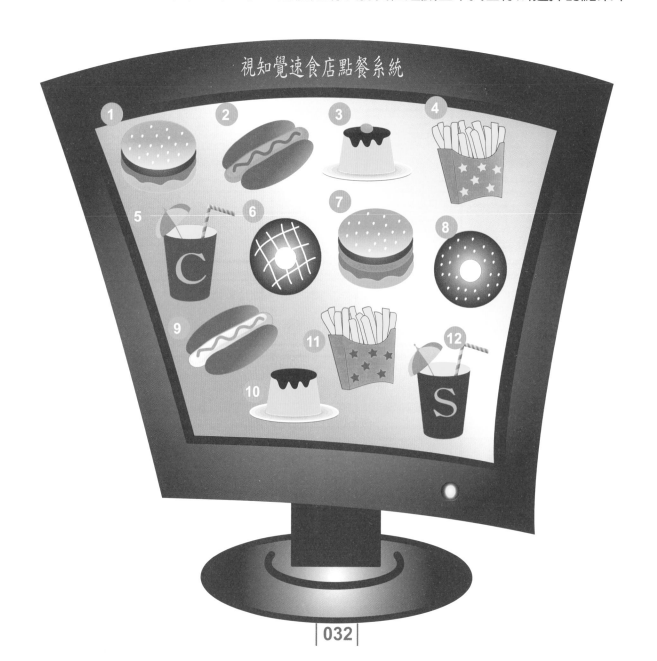

→下面的遊戲區中共有二十張點菜單，請小朋友仔細找看看，客人選擇的菜色屬於哪一張點菜單？並用鉛筆將點菜單下方的甜甜圈塗滿。（小提示：爸媽或老師可以在這個關卡當作客人向小朋友扮演的服務生點餐。）

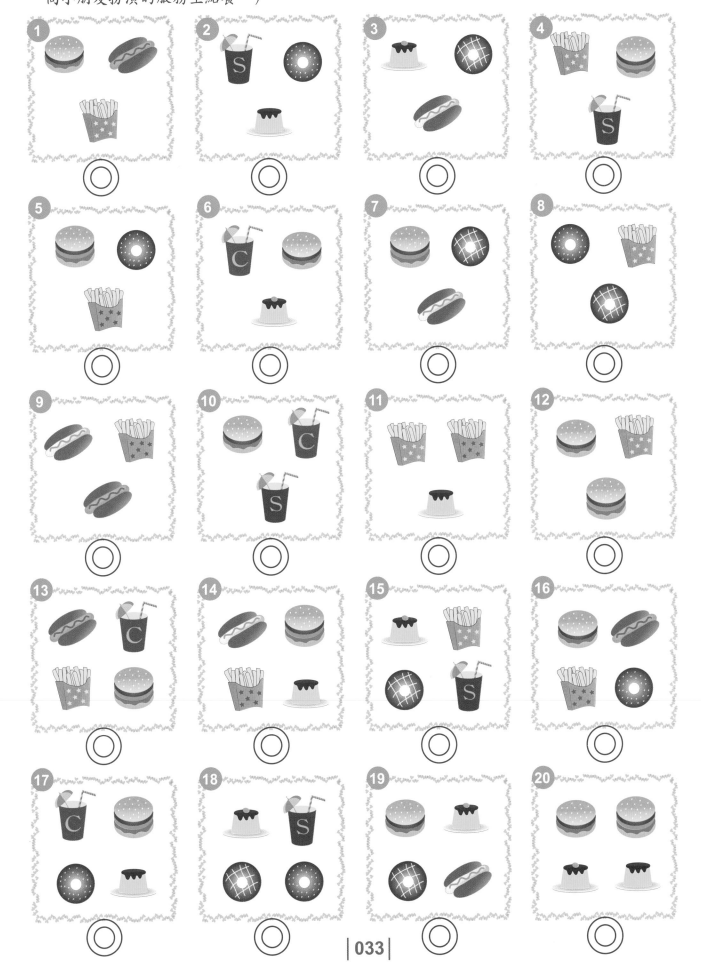

|033|

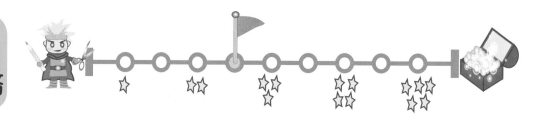

食-4-1
火速送餐服務

可以這樣幫助孩子

- 可以請小朋友把走過的房子在左頁的題目格中圈起來，以免不知道走到哪囉！
- 建議使用鉛筆來描繪，每走完一條路後可以擦掉，避免頁面過於雜亂；亦可使用不同顏色的色筆來方便區分。

本關卡可以獲得的能力

☐ 視覺區辨（顏色）
☐ 手眼協調
☐ 順序概念

Ps. 紅色為主要可獲得的能力。

哇！忙翻了！忙翻了！有客人點完餐後請我們把餐點送到他們家去，現在就由你將客人點的餐點送到他們家吧！速度要快唷，不然食物會冷掉的！

→請你依照以下的八種路線，將餐點依序送到客人的家裡吧！

（小提示：為了確保送餐速度，請你依照順序走，而且不能跨越其他房子唷！）

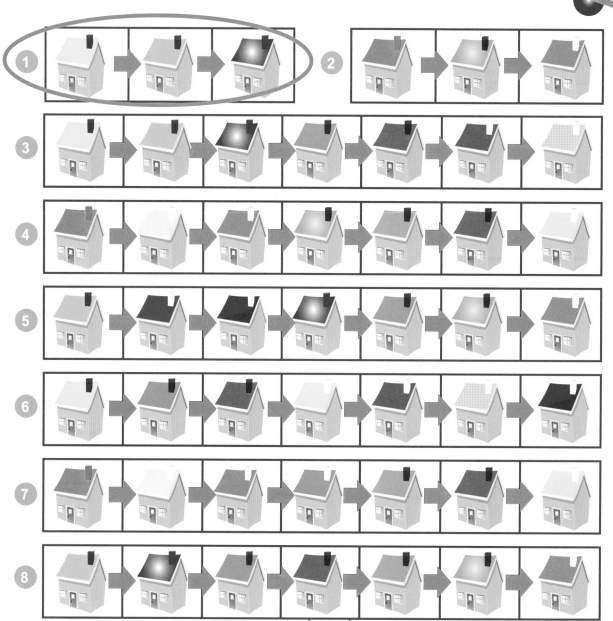

送餐路線圖

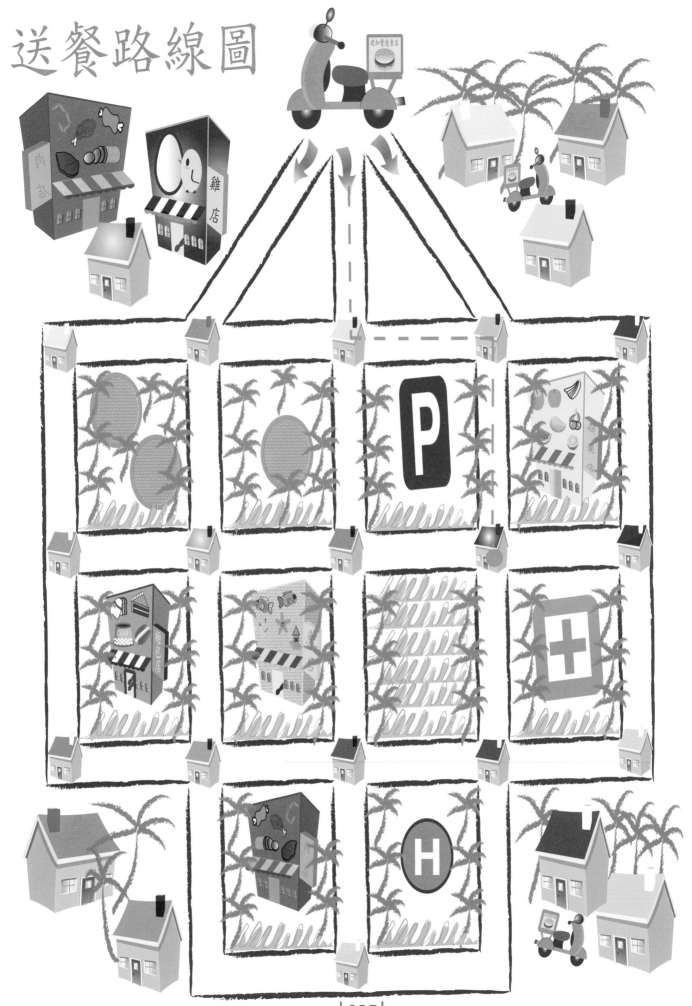

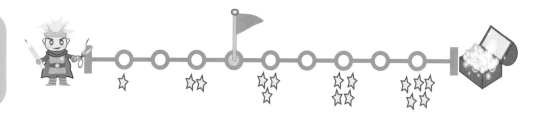

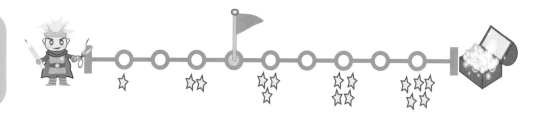

食-4-2
超級採買家

可以這樣幫助孩子

- 先教導並定義每間商店的顏色為何。
- 接著家長可以問小朋友店裡會賣些什麼,例如麵包店裡有賣些什麼?讓小朋友自由發揮。
- 帶著小朋友一起指認每間店裡的商品。
- 如欲增加難度,可請小朋友先記住每間店的顏色,在答題時可將左頁遮住,考驗小朋友的記憶力!

本關卡可以獲得的能力

- ☐ 顏色區辨
- ☐ 手眼協調
- ☐ 視覺記憶
- ☐ 視覺前景背景
- ☐ 視覺對照、分類概念

Ps. 紅色為主要可獲得的能力。

> 小朋友,今天輪到你負責採買囉!請你依照店長的指示一一將商品買齊吧!

→ 請小朋友對照右頁的各種商品要在左頁中哪種顏色的店家購買,然後用色鉛筆在商品下面的星星內塗滿跟商店一樣的顏色!加油!

① 水果行

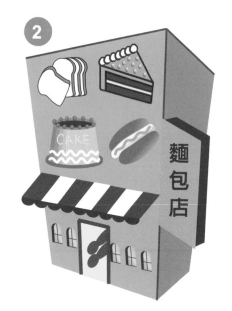

② 麵包店

③ 餐具行

④ 海鮮舖

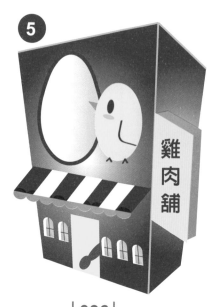

⑤ 雞肉舖

⑥ 豬肉舖

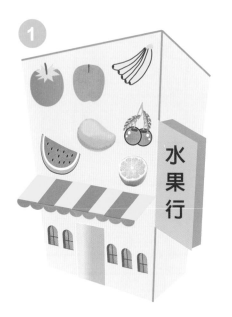

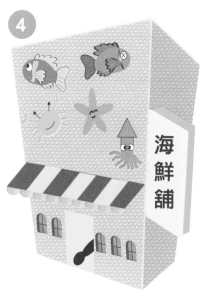

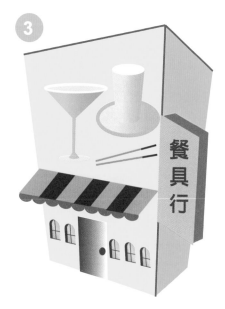

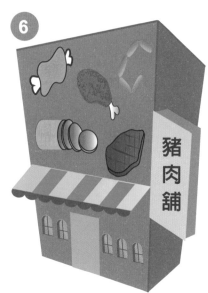

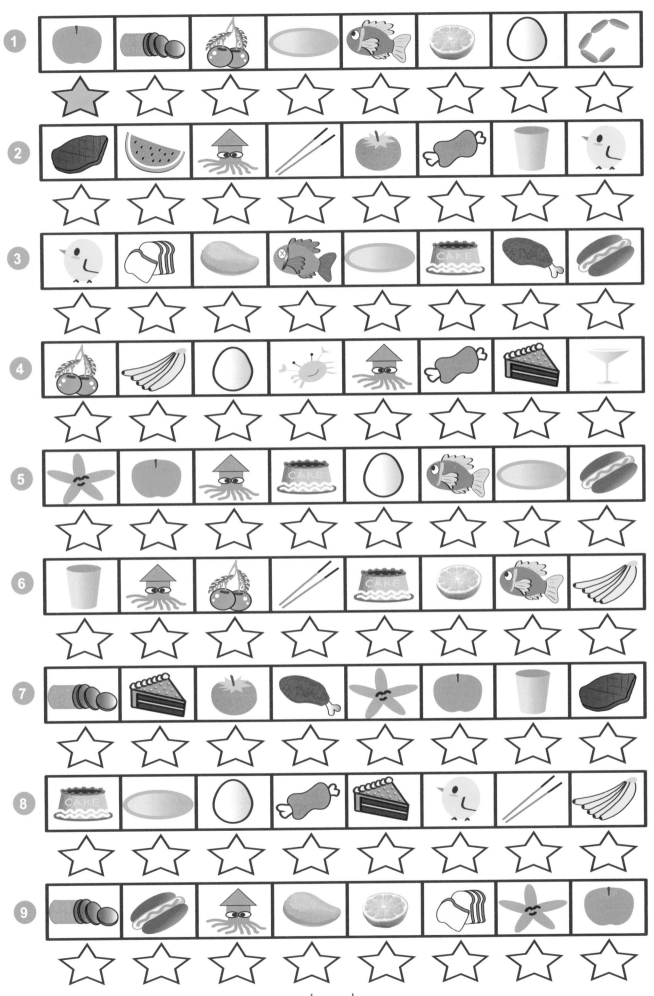

食-5
小小收銀員

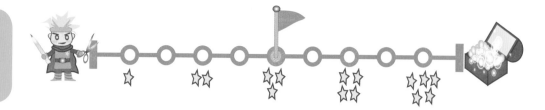

可以這樣幫助孩子

- 對照順序：先教小朋友看看發票的月份，然後再看每組號碼最前頭的英文字母（可以請小朋友把相同英文字母的號碼組先圈起來或做記號），之後再對照後面的數字。
- 家長可以請小朋友將相同英文字母開頭的號碼組用彩色筆塗上相同的顏色，這樣可以降低難度與便於對照。
- 如果邊翻頁、邊比對有困難，可以將題目區的中獎號碼影印下來，放在手邊，讓小朋友邊對照邊在遊戲區內寫出答案。

本關卡可以獲得的能力

- ☐ 視覺區辨
- ☐ 視覺記憶
- ☐ 視覺對照（對發票）
- ☐ 數字概念

Ps. 紅色為主要可獲得的能力。

小朋友恭喜你已經完成本店的前半段訓練，我們將賦予你責任更重的工作——收銀員，在成為收銀員之前，你必須具備幾項基本能力，首先就是兌換客人捐贈給本店做為公益的發票，現在就請你幫忙對獎吧！

→請小朋友對照下面題目區的中獎號碼表及獎金金額，並用鉛筆於右頁的遊戲區中將每張發票可獲得的金額寫出來，要留意對獎的月份是否正確唷！（小提示：注意！有些發票是沒有中獎的唷！沒中獎的發票請填0元。）

100年1-2月份 統一發票中獎號碼單

中獎號碼	獎 金
UW 84673124	2000
UW 24613122	2000
XX 52575144	2000
UW 34678124	1000
RX 45789013	1000
UW 32378166	1000
UW 32678164	500
XX 84378144	500
EX 45789013	500
VX 45789013	500
XX 34678124	500
RO 45789013	200
XX 82678144	200
EX 45789013	200
OA 45789013	200
PV 45789013	200
XX 34873144	200
PX 45789013	200

100年3-4月份 統一發票中獎號碼單

中獎號碼	獎 金
XX 84378144	2000
PX 45789013	2000
UW 24613122	2000
OA 45789013	1000
XX 22575122	1000
UW 42378163	1000
XX 34678124	500
PV 45789103	500
UW 14653125	500
RX 45789013	500
EX 45789013	500
XX 81378144	200
RO 45789013	200
EX 45789013	200
UW 34678166	200
UW 81378144	200
XX 52575144	200
VX 45789103	200

→ 小朋友下面是十張中獎的發票，請你對照題目區的中獎月份及中獎金額，將中獎的金額用鉛筆填在下方的空格中。

中華民國100年1-2月份 收銀機統一發票 （收執聯）
UW 32378166
適知爵速食店 NO：1234567
2011-2-14
1 號餐　　TX $ 168 2 號餐　　TX $ 166 合計　　$ 334
視覺專注力遊戲 在家輕鬆玩 開賣囉！ 請大家多多支持

1 恭喜您中獎

_____元

中華民國100年1-2月份 收銀機統一發票 （收執聯）
XX 34873144
適知爵速食店 NO：1234567
2011-2-14
1 號餐　　TX $ 168 2 號餐　　TX $ 166 合計　　$ 334
視覺專注力遊戲 在家輕鬆玩 開賣囉！ 請大家多多支持

2 恭喜您中獎

_____元

中華民國100年1-2月份 收銀機統一發票 （收執聯）
UW 84673124
適知爵速食店 NO：1234567
2011-2-14
1 號餐　　TX $ 168 2 號餐　　TX $ 166 合計　　$ 334
視覺專注力遊戲 在家輕鬆玩 開賣囉！ 請大家多多支持

3 恭喜您中獎

_____元

中華民國100年1-2月份 收銀機統一發票 （收執聯）
UW 32678164
適知爵速食店 NO：1234567
2011-2-14
1 號餐　　TX $ 168 2 號餐　　TX $ 166 合計　　$ 334
視覺專注力遊戲 在家輕鬆玩 開賣囉！ 請大家多多支持

4 恭喜您中獎

_____元

中華民國100年1-2月份 收銀機統一發票 （收執聯）
XX 52575144
適知爵速食店 NO：1234567
2011-2-14
1 號餐　　TX $ 168 2 號餐　　TX $ 166 合計　　$ 334
視覺專注力遊戲 在家輕鬆玩 開賣囉！ 請大家多多支持

5 恭喜您中獎

_____元

中華民國100年3-4月份 收銀機統一發票 （收執聯）
XX 52575144
適知爵速食店 NO：1234567
2011-2-14
1 號餐　　TX $ 168 2 號餐　　TX $ 166 合計　　$ 334
視覺專注力遊戲 在家輕鬆玩 開賣囉！ 請大家多多支持

6 恭喜您中獎

_____元

中華民國100年1-2月份 收銀機統一發票 （收執聯）
XX 84378144
適知爵速食店 NO：1234567
2011-2-14
1 號餐　　TX $ 168 2 號餐　　TX $ 166 合計　　$ 334
視覺專注力遊戲 在家輕鬆玩 開賣囉！ 請大家多多支持

7 恭喜您中獎

_____元

中華民國100年1-2月份 收銀機統一發票 （收執聯）
UW 24613122
適知爵速食店 NO：1234567
2011-2-14
1 號餐　　TX $ 168 2 號餐　　TX $ 166 合計　　$ 334
視覺專注力遊戲 在家輕鬆玩 開賣囉！ 請大家多多支持

8 恭喜您中獎

_____元

中華民國100年1-2月份 收銀機統一發票 （收執聯）
EX 45789013
適知爵速食店 NO：1234567
2011-2-14
1 號餐　　TX $ 168 2 號餐　　TX $ 166 合計　　$ 334
視覺專注力遊戲 在家輕鬆玩 開賣囉！ 請大家多多支持

9 恭喜您中獎

_____元

中華民國100年3-4月份 收銀機統一發票 （收執聯）
UW 24613122
適知爵速食店 NO：1234567
2011-2-14
1 號餐　　TX $ 168 2 號餐　　TX $ 166 合計　　$ 334
視覺專注力遊戲 在家輕鬆玩 開賣囉！ 請大家多多支持

10 恭喜您中獎

_____元

→ 小朋友下面是十張中獎的發票，請你對照題目區的中獎月份及中獎金額，將中獎的金額用鉛筆填在下方的空格中。

中華民國100年1-2月份	中華民國100年3-4月份	中華民國100年1-2月份	中華民國100年3-4月份	中華民國100年1-2月份
收銀機統一發票（收執聯）	收銀機統一發票（收執聯）	收銀機統一發票（收執聯）	收銀機統一發票（收執聯）	收銀機統一發票（收執聯）
RX 45789013	XX 22575122	UW 34678124	UW 14653125	XX 82678144
適知爵速食店 NO：1234567	適知爵速食店 NO：1234567	適知爵速食店 NO：1234567	適知爵速食店 NO：1234567	適知爵速食店 NO：1234567
2011-2-14	2011-2-14	2011-2-14	2011-2-14	2011-2-14
1號餐 TX $168	1號餐 TX $168	1號餐 TX $168	1號餐 TX $168	1號餐 TX $168
2號餐 TX $166	2號餐 TX $166	2號餐 TX $166	2號餐 TX $166	2號餐 TX $166
合計 $334	合計 $334	合計 $334	合計 $334	合計 $334
視覺專注力遊戲 在家輕鬆玩 開賣囉！ 請大家多多支持	視覺專注力遊戲 在家輕鬆玩 開賣囉！ 請大家多多支持	視覺專注力遊戲 在家輕鬆玩 開賣囉！ 請大家多多支持	視覺專注力遊戲 在家輕鬆玩 開賣囉！ 請大家多多支持	視覺專注力遊戲 在家輕鬆玩 開賣囉！ 請大家多多支持

11 恭喜您中獎 _____元　　**12** 恭喜您中獎 _____元　　**13** 恭喜您中獎 _____元　　**14** 恭喜您中獎 _____元　　**15** 恭喜您中獎 _____元

中華民國100年1-2月份	中華民國100年3-4月份	中華民國100年1-2月份	中華民國100年3-4月份	中華民國100年1-2月份
收銀機統一發票（收執聯）	收銀機統一發票（收執聯）	收銀機統一發票（收執聯）	收銀機統一發票（收執聯）	收銀機統一發票（收執聯）
PX 45789013	UW 42378163	RO 45789013	XX 34678124	XX 34678124
適知爵速食店 NO：1234567	適知爵速食店 NO：1234567	適知爵速食店 NO：1234567	適知爵速食店 NO：1234567	適知爵速食店 NO：1234567
2011-2-14	2011-2-14	2011-2-14	2011-2-14	2011-2-14
1號餐 TX $168	1號餐 TX $168	1號餐 TX $168	1號餐 TX $168	1號餐 TX $168
2號餐 TX $166	2號餐 TX $166	2號餐 TX $166	2號餐 TX $166	2號餐 TX $166
合計 $334	合計 $334	合計 $334	合計 $334	合計 $334
視覺專注力遊戲 在家輕鬆玩 開賣囉！ 請大家多多支持	視覺專注力遊戲 在家輕鬆玩 開賣囉！ 請大家多多支持	視覺專注力遊戲 在家輕鬆玩 開賣囉！ 請大家多多支持	視覺專注力遊戲 在家輕鬆玩 開賣囉！ 請大家多多支持	視覺專注力遊戲 在家輕鬆玩 開賣囉！ 請大家多多支持

16 恭喜您中獎 _____元　　**17** 恭喜您中獎 _____元　　**18** 恭喜您中獎 _____元　　**19** 恭喜您中獎 _____元　　**20** 恭喜您中獎 _____元

→ 小朋友下面是十張中獎的發票，請你對照題目區的中獎月份及中獎金額，將中獎的金額用鉛筆填在下方的空格中。

中華民國100年3-4月份

收銀機統一發票
（收執聯）

XX 8 4 3 7 8 1 4 4

適知爵速食店
NO：1234567

2011-2-14

1 號餐　　TX $ 168
2 號餐　　TX $ 166
合計　　$ 334

視覺專注力遊戲
在家輕鬆玩
開賣囉！
請大家多多支持

21 恭喜您中獎

_____元

中華民國100年3-4月份
收銀機統一發票
（收執聯）

OA 4 5 7 8 9 0 1 3

適知爵速食店
NO：1234567

2011-2-14

1 號餐　　TX $ 168
2 號餐　　TX $ 166
合計　　$ 334

視覺專注力遊戲
在家輕鬆玩
開賣囉！
請大家多多支持

22 恭喜您中獎

_____元

中華民國100年1-2月份
收銀機統一發票
（收執聯）

OA 4 5 7 8 9 0 1 3

適知爵速食店
NO：1234567

2011-2-14

1 號餐　　TX $ 168
2 號餐　　TX $ 166
合計　　$ 334

視覺專注力遊戲
在家輕鬆玩
開賣囉！
請大家多多支持

23 恭喜您中獎

_____元

中華民國100年3-4月份
收銀機統一發票
（收執聯）

UW 3 2 3 7 8 1 6 6

適知爵速食店
NO：1234567

2011-2-14

1 號餐　　TX $ 168
2 號餐　　TX $ 166
合計　　$ 334

視覺專注力遊戲
在家輕鬆玩
開賣囉！
請大家多多支持

24 恭喜您中獎

_____元

中華民國100年3-4月份
收銀機統一發票
（收執聯）

EX 4 5 7 8 9 0 1 3

適知爵速食店
NO：1234567

2011-2-14

1 號餐　　TX $ 168
2 號餐　　TX $ 166
合計　　$ 334

視覺專注力遊戲
在家輕鬆玩
開賣囉！
請大家多多支持

25 恭喜您中獎

_____元

中華民國100年1-2月份
收銀機統一發票
（收執聯）

EX 4 5 7 8 9 0 1 3

適知爵速食店
NO：1234567

2011-2-14

1 號餐　　TX $ 168
2 號餐　　TX $ 166
合計　　$ 334

視覺專注力遊戲
在家輕鬆玩
開賣囉！
請大家多多支持

26 恭喜您中獎

_____元

中華民國100年1-2月份
收銀機統一發票
（收執聯）

PV 4 5 7 8 9 0 1 3

適知爵速食店
NO：1234567

2011-2-14

1 號餐　　TX $ 168
2 號餐　　TX $ 166
合計　　$ 334

視覺專注力遊戲
在家輕鬆玩
開賣囉！
請大家多多支持

27 恭喜您中獎

_____元

中華民國100年3-4月份
收銀機統一發票
（收執聯）

UW 3 4 6 7 8 1 2 4

適知爵速食店
NO：1234567

2011-2-14

1 號餐　　TX $ 168
2 號餐　　TX $ 166
合計　　$ 334

視覺專注力遊戲
在家輕鬆玩
開賣囉！
請大家多多支持

28 恭喜您中獎

_____元

中華民國100年3-4月份
收銀機統一發票
（收執聯）

XX 8 1 3 7 8 1 1 4

適知爵速食店
NO：1234567

2011-2-14

1 號餐　　TX $ 168
2 號餐　　TX $ 166
合計　　$ 334

視覺專注力遊戲
在家輕鬆玩
開賣囉！
請大家多多支持

29 恭喜您中獎

_____元

中華民國100年1-2月份
收銀機統一發票
（收執聯）

VX 4 5 7 8 9 0 1 3

適知爵速食店
NO：1234567

2011-2-14

1 號餐　　TX $ 168
2 號餐　　TX $ 166
合計　　$ 334

視覺專注力遊戲
在家輕鬆玩
開賣囉！
請大家多多支持

30 恭喜您中獎

_____元

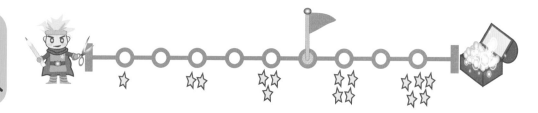

可以這樣幫助孩子

- 一開始可以教導小朋友辨認左頁題目區中的食材,並在右頁的遊戲區指出來讓小朋友記憶,等小朋友記住後,再回到右頁請小朋友作答。
- 如果一開始小朋友記不住,可以先採用左右對照的遊戲方式。等小朋友玩熟後,就可以請小朋友先看題目區 1 分鐘,之後直接至遊戲區作答。

本關卡可以獲得的能力

- ☐ 視覺排列記憶
- ☐ 視覺空間關係
- ☐ 視覺對照
- ☐ 視覺區辨

> 老闆在開始營業之前先去了一趟傳統市場購買今天營業要用的食材,返回店內後,需將所有食材放置於冰箱中以保持新鮮,現在就請小朋友幫忙將所有的食材都冰到冰箱吧!

→ 請小朋友先記住左頁題目區中五個冰箱內食材的擺放位置,每個冰箱可以記 1 分鐘,之後再於右頁的遊戲區中將尚未排妥的食材都排好吧!

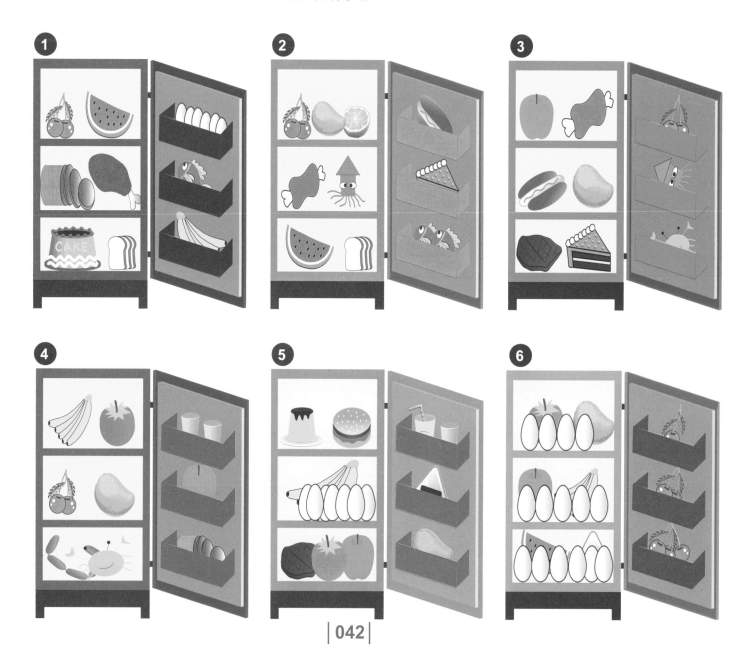

→小朋友，老闆有些食材忘記放回冰箱了，請你對照左頁的冰箱（請依照顏色），將下面冰箱中尚未排妥的食材都排好吧！（小提示：請你先用鉛筆先將食材圈選出來，並用連連看的方式將它拉到正確的位置。）

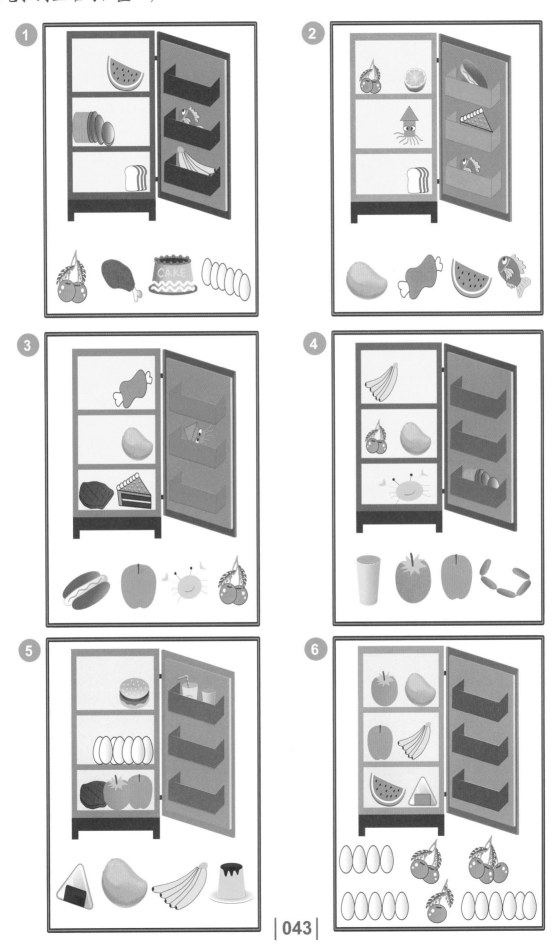

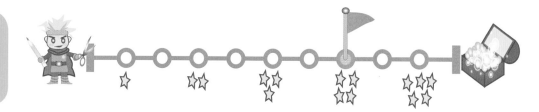

食-7
廚師小學徒

可以這樣幫助孩子

● 家長可以先教導小朋友辨識各種食材的特徵,如花色、形狀、顏色,和所對應的英文字母。如果英文字母太難,家長可以改用數字標記。

● 本關卡難度隨頁數增加而提升,PART1 為各種食材分開擺放,PART2、PART3 為混雜擺放。

本關卡可以獲得的能力

☐ 視覺前景背景
☐ 視覺完形
☐ 視覺區辨
☐ 視覺記憶

Ps. 紅色為主要可獲得的能力。

小朋友,恭喜你可以開始學做菜囉!但在開始做菜之前,要先了解每道料理的食材組成,現在就開始練習吧!請你把每道料理所使用的食材都找出來!

→ 小朋友,請將下面的題目區共有二十種食材,請分別對照食材下方的英文字母,並於右頁的遊戲區中,將每道料理所使用的食材找出來。

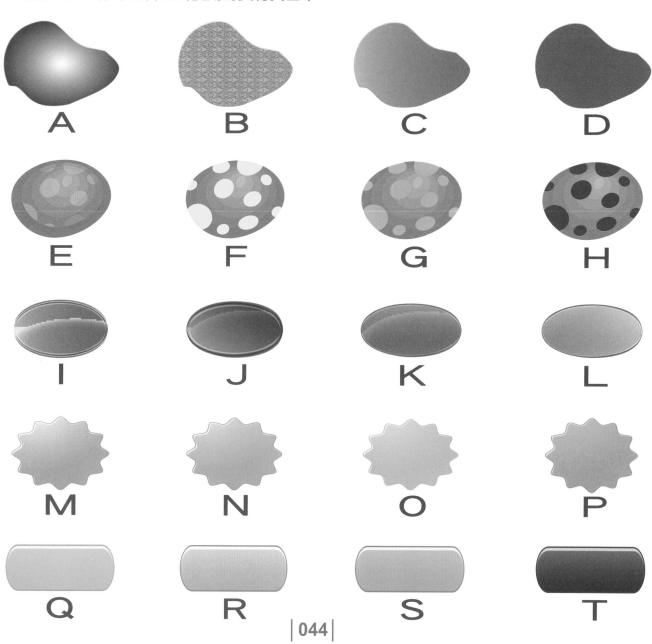

→小朋友，下面的遊戲區共有六道料理，請找出每道料理所使用的食材，並對照題目區食材下方的英文字母，用鉛筆將英文字母寫在料理下方的空格中！（小提示：如果小朋友還不會寫字母可以改用數字。）

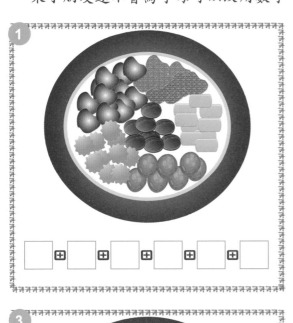

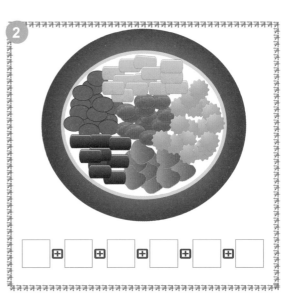

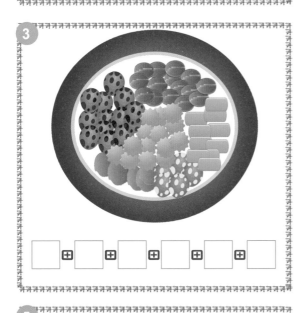

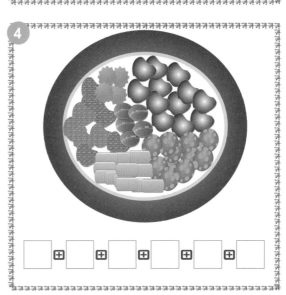

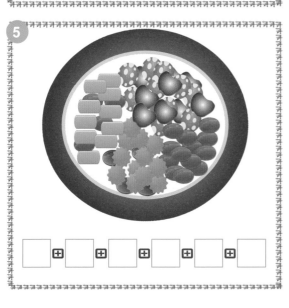

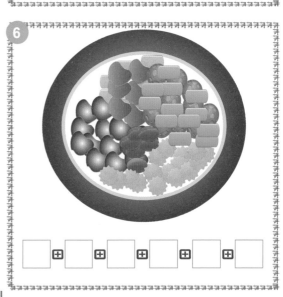

Part 2

→小朋友，下面的遊戲區共有六道料理，請找出每道料理所使用的食材，並對照題目區食材下方的英文字母，用鉛筆將英文字母寫在料理下方的空格中！（小提示：下方的食材可能被上方的食材遮住，請認真比對。）

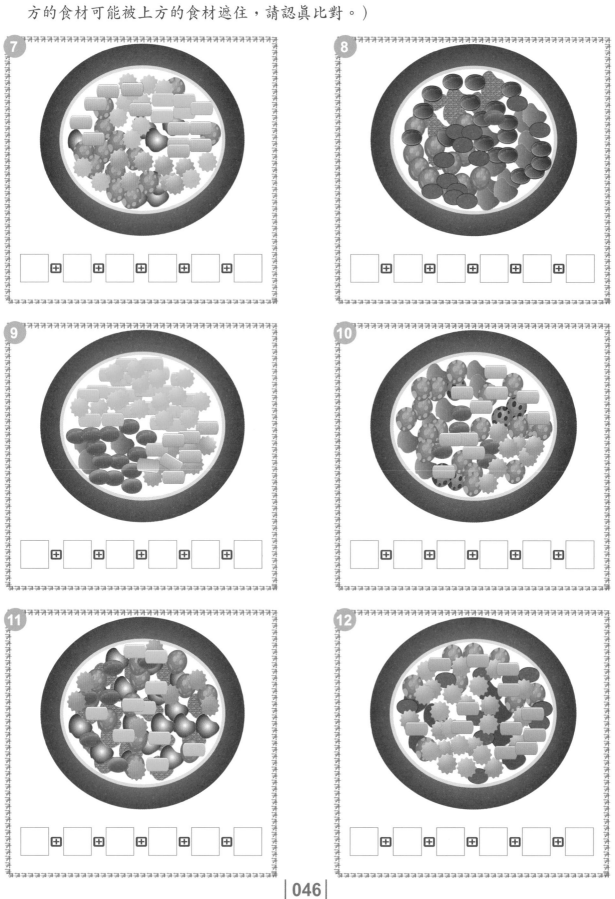

→小朋友，下面的遊戲區共有六道料理，請找出每道料理所使用的食材，並對照題目區食材下方的英文字母，用鉛筆將英文字母寫在料理下方的空格中！（小提示：下方的食材可能被上方的食材遮住，請認真比對。）

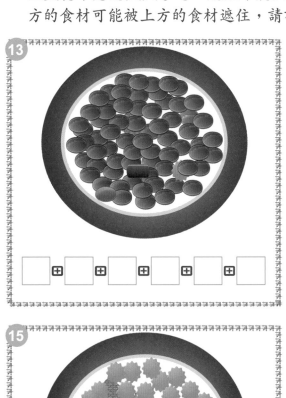

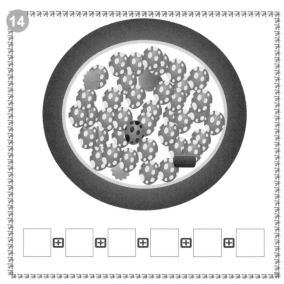

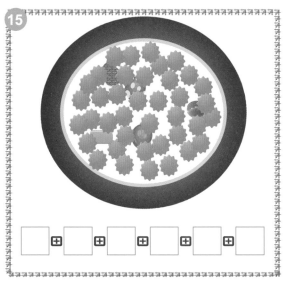

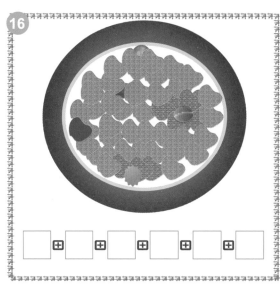

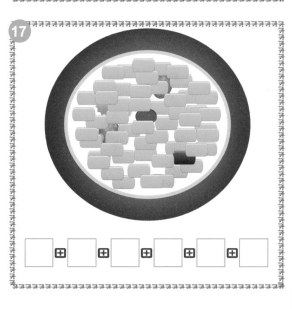

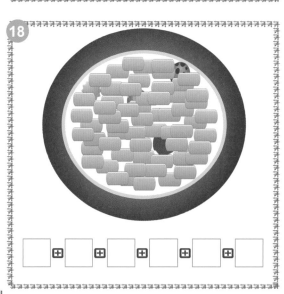

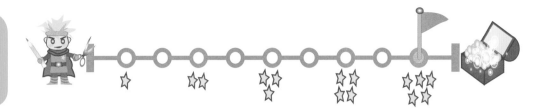

可以這樣幫助孩子

- 請家長先教導小朋友在右頁遊戲區上方專注力小提示的漢堡組成概念，並在左頁的題目區中找出正確的漢堡。
- 接著再教小朋友認識題目區每個漢堡是由哪些形狀圖形組成，並告訴小朋友其特徵及顏色。
- 最後再回到遊戲區將該漢堡後方所排列的形狀圖形塗上與題目區相同的顏色。

本關卡可以獲得的能力

☐ 視覺區辨
☐ 視覺記憶
☐ 視覺對照
☐ 組合概念

Ps. 紅色為主要可獲得的能力。

在學會分析各種食物的食材後，終於可以動手做菜囉！不過，做每道菜前都需要準備好所需要的食材，現在就讓我們一起來準備吧！

→ 請小朋友先看看右頁遊戲區中每位客人所點的漢堡食材（最左邊），並將漢堡組合起來（如遊戲區上方的專注力小提示）；之後再對照左頁題目區的漢堡完成圖，將正確的漢堡圈選出來。

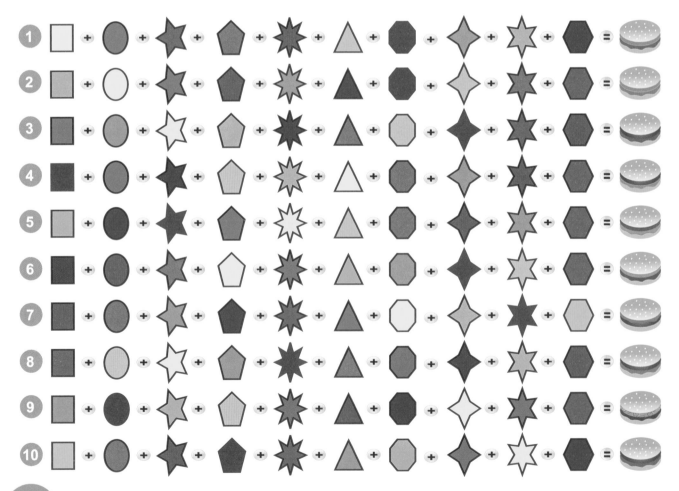

專注力小提示

如果太難，家長可以先幫忙在左頁的題目區中找出正確的漢堡，用鉛筆圈選出來後，再一一比對組合圖形的顏色，接著再讓小朋友至右頁的遊戲區中，塗上相同的顏色。

Part 1

→ 小朋友，請幫下面十位客人所點的漢堡塗上正確的顏色！請先看看下方遊戲區中每位客人所點的漢堡食材（最左邊），並將漢堡組合起來（如專注力小提示）；之後再對照左頁題目區的漢堡完成圖，將正確的漢堡圈選出來，接著找出該漢堡組成的形狀圖形的顏色，最後再回到遊戲區將該漢堡的組合圖形塗上正確的顏色！

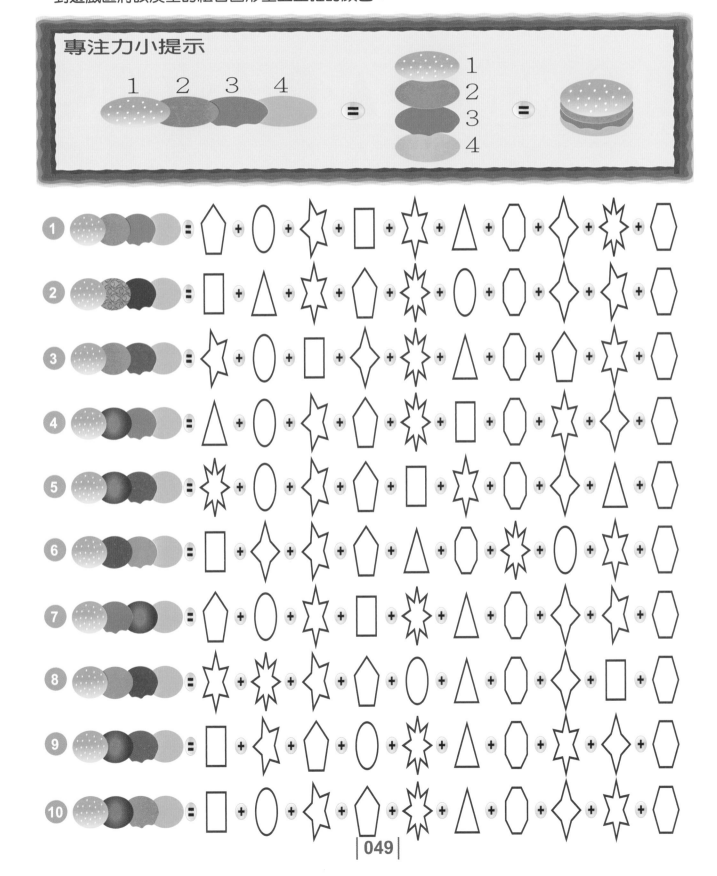

Part 2

→ 糊塗的老廚師沒有將食材準備齊全，需要你的幫忙唷！不過可沒那麼容易，要請你回想一下剛剛在題目區看過的漢堡食譜，然後將缺少的食材（即形狀圖形）補齊吧！如果忘記了沒關係，專注力小提醒會喚起你的記憶！

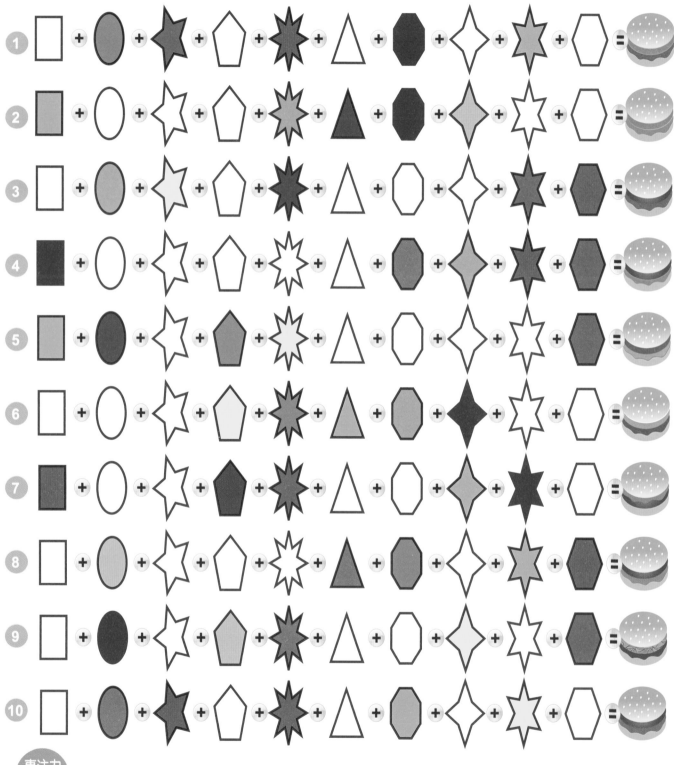

專注力
小提示

方法 1：邊翻邊補齊。可翻至題目區一一對照，或將題目區影印下來對照。
方法 2：先將缺的食材記住，然後翻回題目區記憶，最後再翻回遊戲區補齊。
方法 3：先記住一道食譜，待記住後再翻回本頁開始補齊。
（以上三種方法依照難易度排列，家長及老師可以衡量小朋友的程度來決定用哪種方法）

|050|

→小朋友，有客人一次點了好多個漢堡！請你幫忙先將所有漢堡需要的材料都找出來並準備好，這樣可以節省做漢堡的時間唷！請參考上面的「視知覺漢堡配方食譜」，看看每個漢堡（每題有四個）所需要的食材（即形狀圖形，每個漢堡由二個圖形組成），然後再一一填入右方的空格之中。

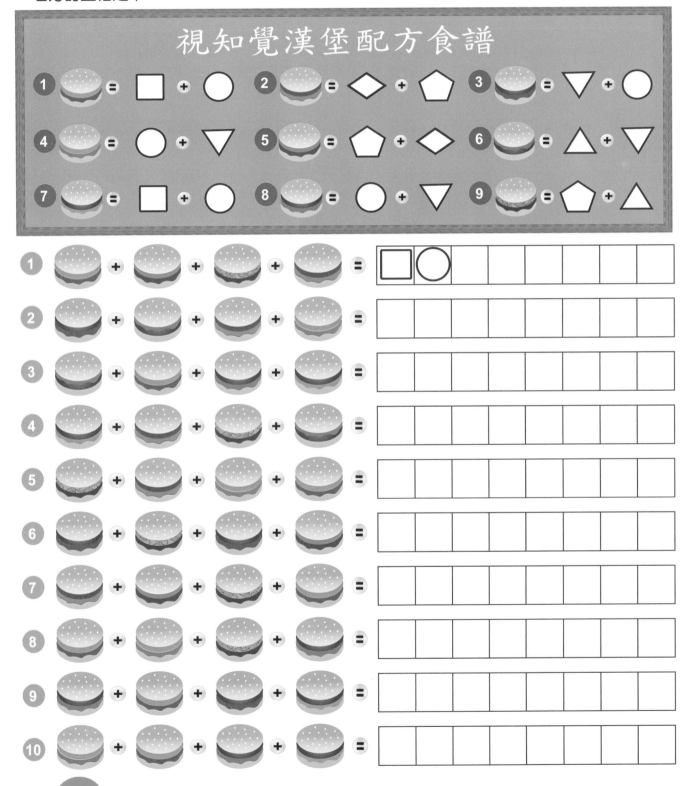

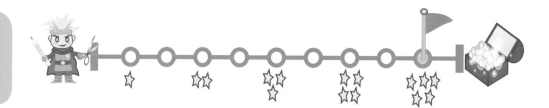

食-9
我是大廚師

可以這樣幫助孩子
- 一開始可先舉例教導小朋友順序組合的概念，建議先以實品來舉例會更淺顯易懂唷！例如，第一道菜即可拿筷子和粘土來做示範。
- 如果小朋友記不起來，可以改由對照的方式來進行；此外，亦可以增加記憶的秒數來降低難度。

本關卡可以獲得的能力
- ☐ 視覺順序記憶
- ☐ 視覺記憶
- ☐ 物體恆常
- ☐ 組合邏輯概念
- ☐ 順序概念

小朋友，你已經可以獨當一面作菜給客人吃囉！現在就請家長及老師來考考這位新任大廚。

→ 請將題目區（第一、二頁）中十三種菜的食材及作法在 **10 秒鐘** 內記起來並組合起來，然後至遊戲區（第三、四頁）找出正確的成品並用鉛筆圈出來吧！（家長先讓小朋友選定其中一道菜，記憶 10 秒鐘後翻至遊戲區找出答案並用筆圈出來。）

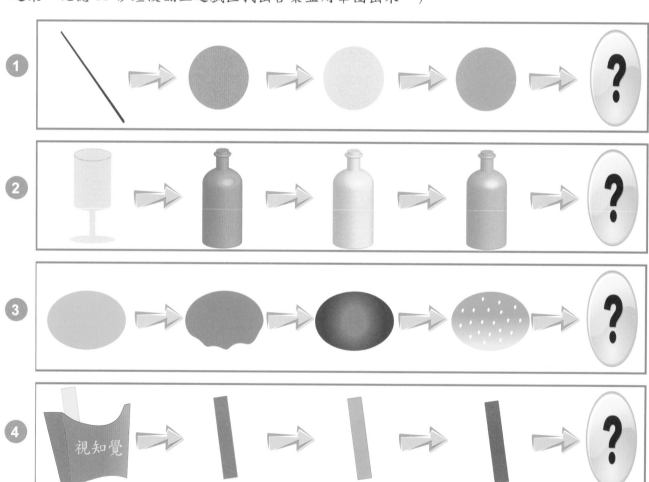

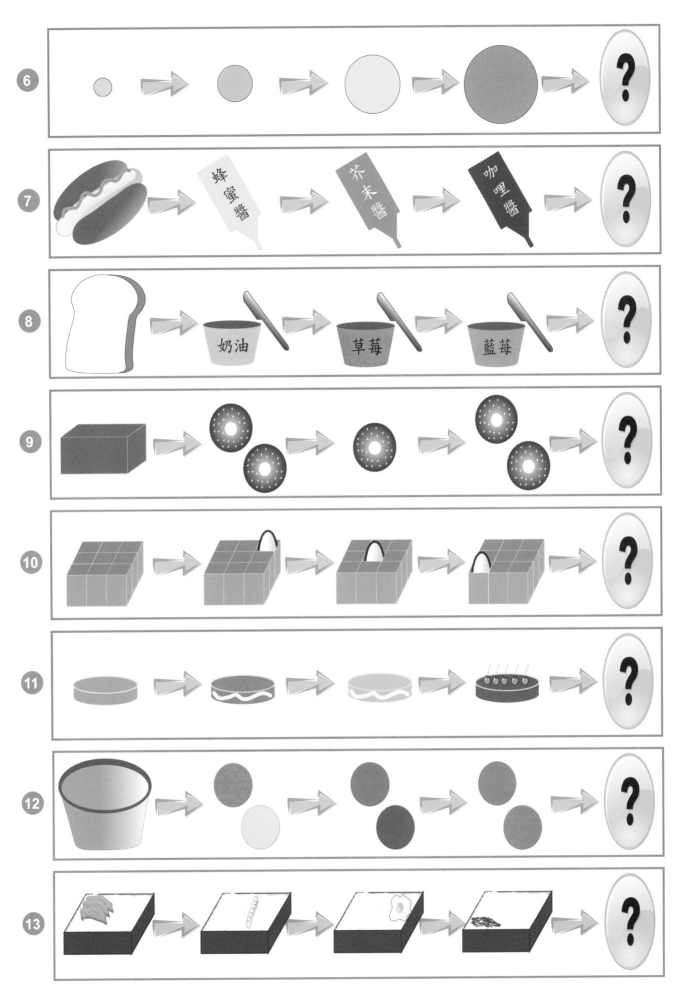

→請小朋友將剛剛題目區選定的食材組合好並找出正確的成品用鉛筆圈起來吧！

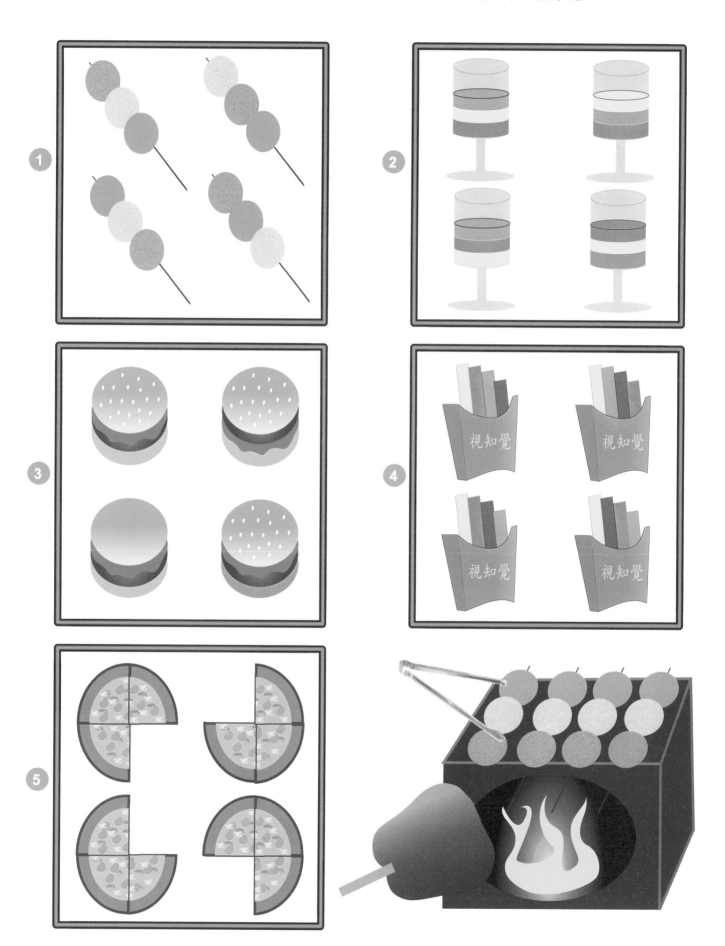

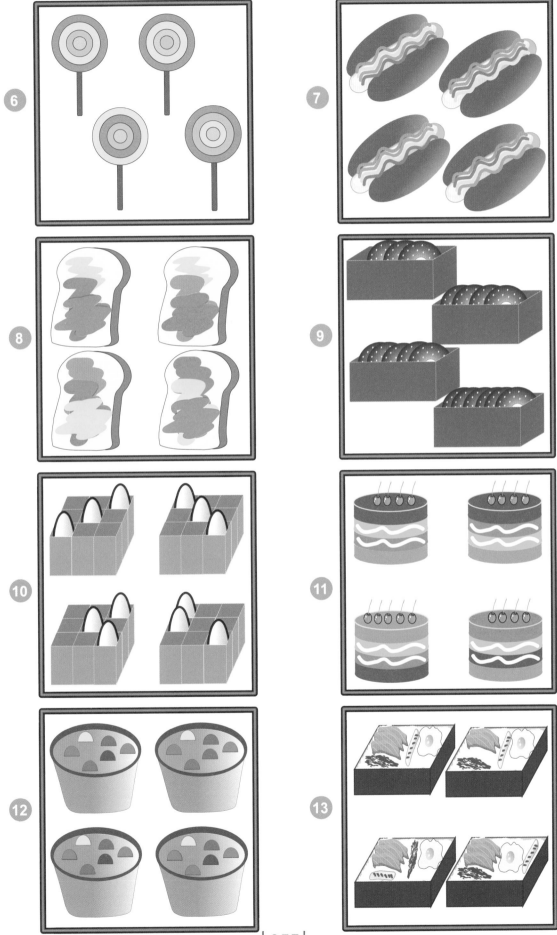

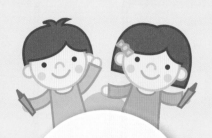

主題遊戲 2 衣

衣-1 晾衣服	衣-2 衣服分類	衣-3 洗衣服	衣-4 洗衣乳標籤
衣-5 找尺寸	衣-6 折扣貼紙	衣-7 標價	衣-8 襪子收納
衣-9 手套			

　　衣服是日常生活中每天都會使用到的東西，也就是這麼的平凡，所以大多數的人大都忽略了其中所暗藏的基本技巧，舉凡簡單的襪子分類到購買衣服的吊牌辨識都需要許多視覺認知基本技巧。在分類襪子時，我們必須在一大堆襪子中，依照襪子的樣式和顏色將它們歸類在一起，這時就需要前景背景及視覺區辨能力。買衣服時，使用不同條碼來區分尺寸的大小，這時就需要視覺記憶及視覺區辨能力。許多我們成人視為理所當然的東西，對孩子來說，卻是一個相當不錯的訓練教材。

- 透過本單元所提供的遊戲，可以學習到許多有關「衣」的相關知識，如：洗滌標籤、衣服吊牌、襪子分類等，孩子可以利用書中活動所學到的技巧，實際於日常生活中練習，可達事半功倍的效果。

- 本單元內 9 個單元涵蓋了視知覺的各種能力，透過貼近生活的題材，小朋友可以更加輕鬆的將這些能力融會貫通。

- 在遊戲中透過大人的指導，可以得到更多貼近生活的概念，例如在洗衣服時就可以讓孩子根據衣服上的洗滌標籤，實際來操作整個洗衣流程，增加孩子的學習效率與動機。

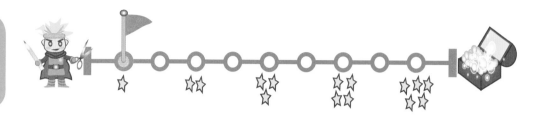

可以這樣幫助孩子

- 請先教導小朋友每件服飾的特徵，如上衣和裙子上的蝴蝶結等。
- 接著請小朋友找找看，在每一頁不同的曬衣繩中，找出一件與其他曬衣繩不同的服飾。
- 若小朋友無法一次比較所有曬衣繩的衣服，可以先比對同一款式的衣物，如先比對完所有的裙子再比對所有的洋裝。

本關卡可以獲得的能力

- ☐ 視覺區辨能力
- ☐ 視覺空間概念
- ☐ 專注力

→ 小朋友，一起來曬衣服吧！下面的遊戲區中有四條曬衣繩，請你一一比對，找出哪一條曬衣繩上曬的物件與其他曬衣繩不同，並用鉛筆在那條曬衣繩後的方框打勾。（小提示：只有一條不同。）

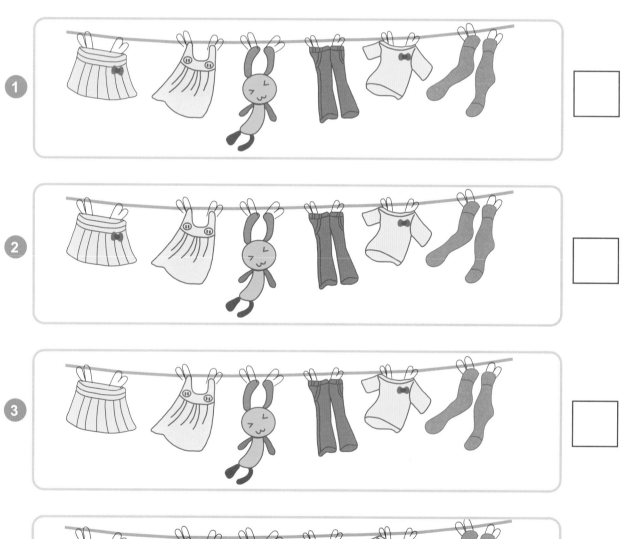

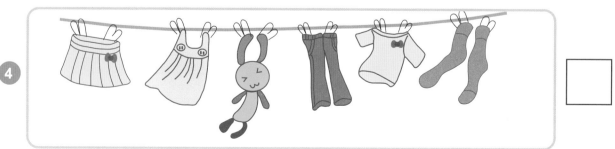

→小朋友，一起來曬衣服吧！下面的遊戲區中有七條曬衣繩，請你一一比對，找出哪一條曬衣繩上曬的物件與其他曬衣繩不同，並用鉛筆在那條曬衣繩後的方框打勾。（小提示：只有一條不同。）

1 ☐

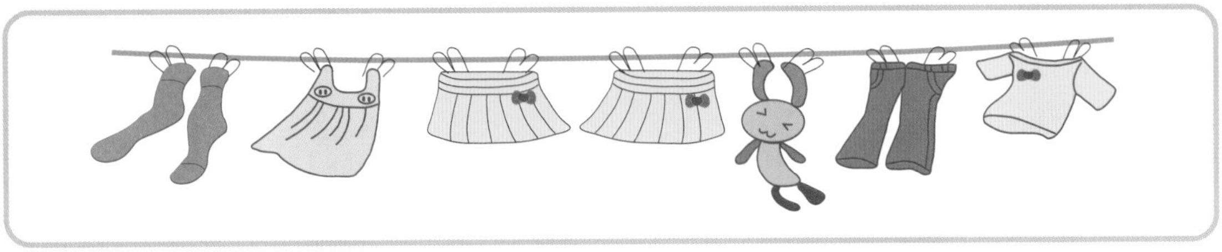

2 ☐

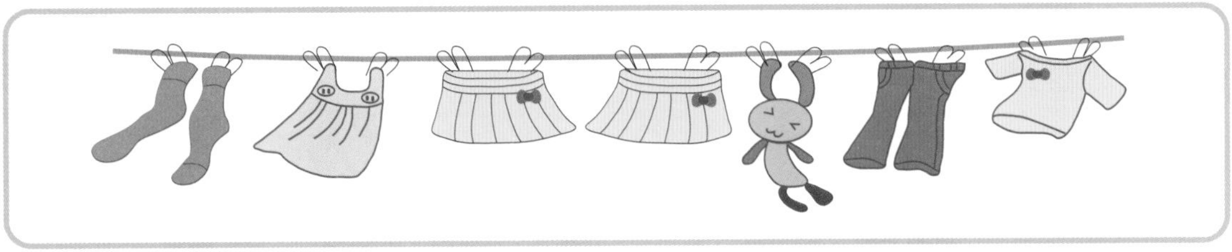

3 ☐

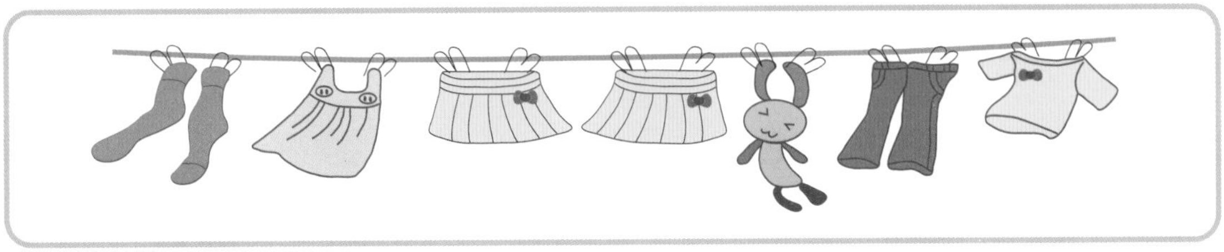

4 ☐

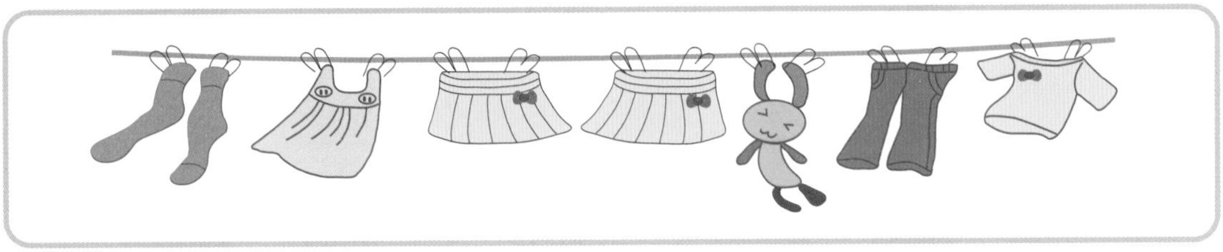

5 ☐

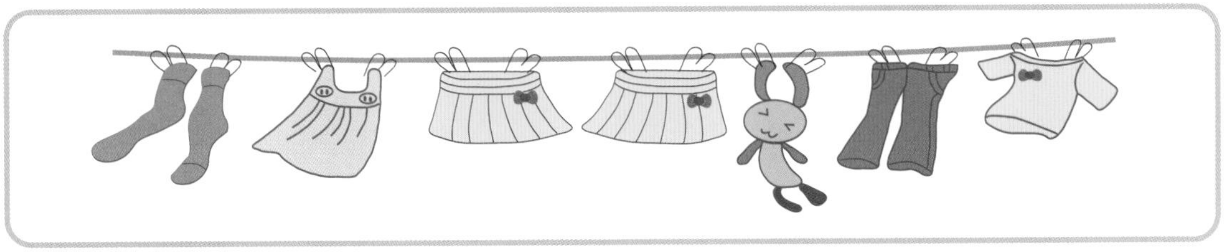

6 ☐

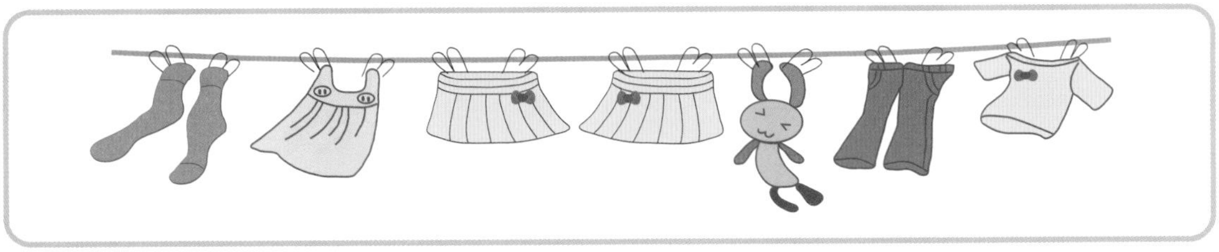

7 ☐

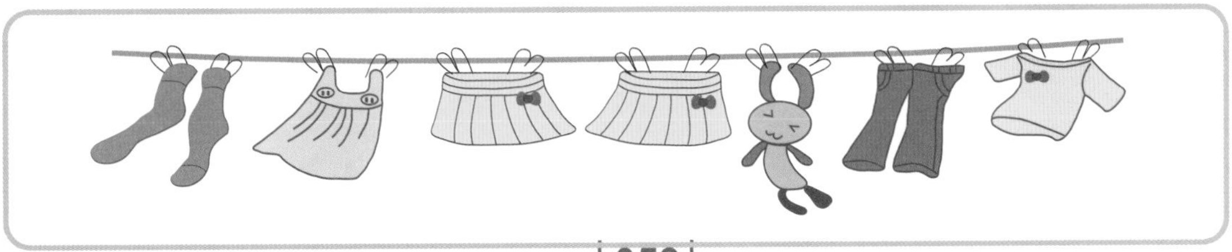

→小朋友，一起來曬衣服吧！下面的遊戲區中有六條曬衣繩，請你一一比對，找出哪一條曬衣繩上曬的物件與其他曬衣繩不同，並用鉛筆在那條曬衣繩後的方框打勾。（小提示：只有一條不同。）

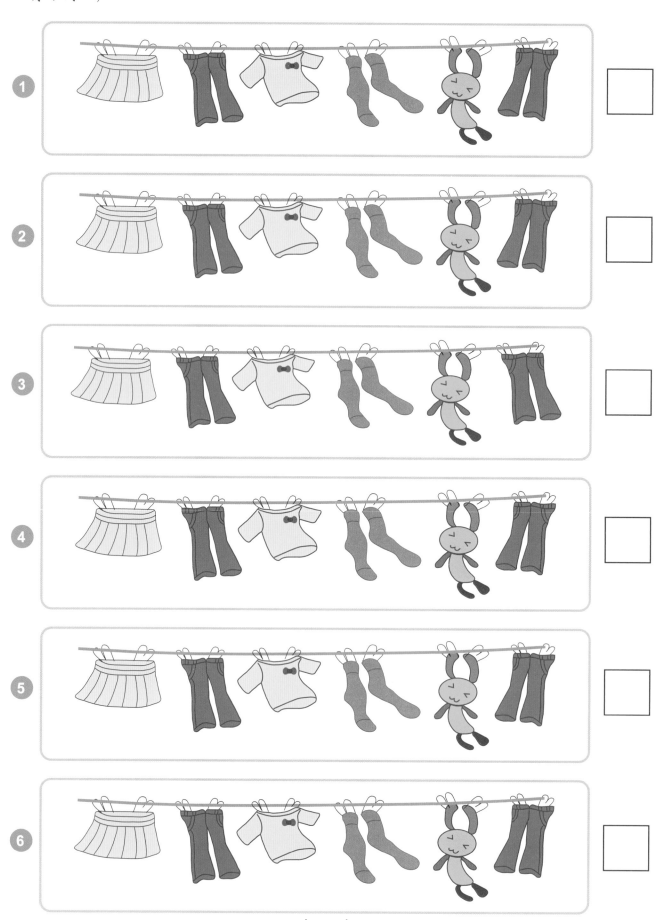

→小朋友，一起來曬衣服吧！下面的遊戲區中有六條曬衣繩，請你一一比對，找出哪一條曬衣繩上曬的物件與其他曬衣繩不同，並用鉛筆在那條曬衣繩後的方框打勾。（小提示：只有一條不同。）

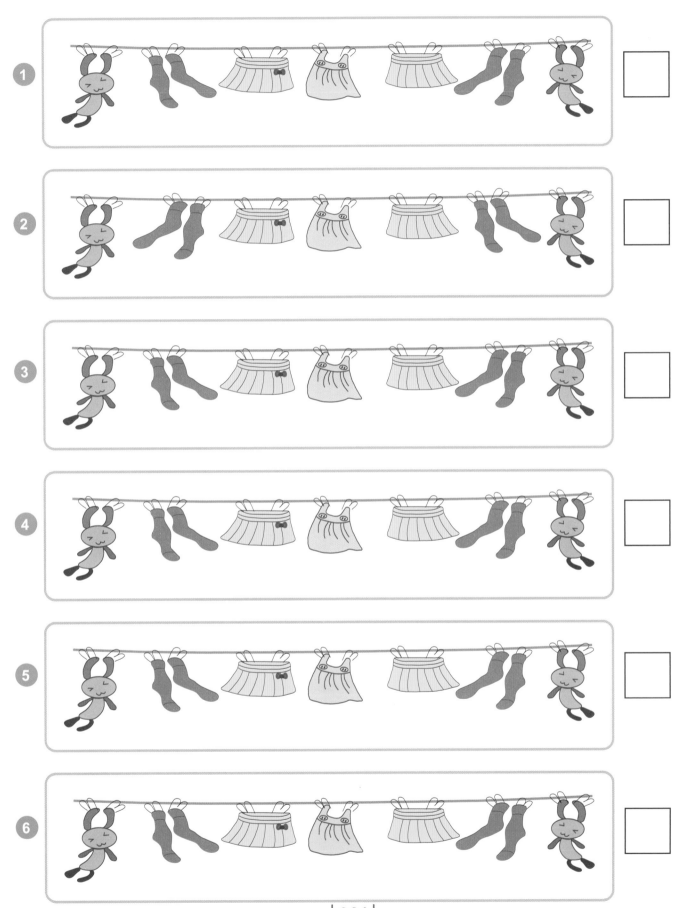

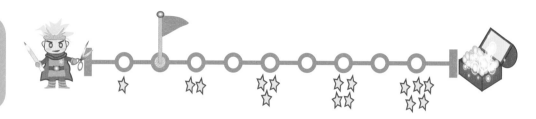

衣-2
衣服分類

可以這樣幫助孩子

- 在左頁的題目區請家長引導小朋友將屬於爸爸、哥哥的衣服、配件記憶起來,過程中應強調衣服的顏色及款式。
- 待小朋友記住之後,請孩子在右頁的遊戲區,將屬於爸爸或是哥哥衣物、配件分別作分類。

本關卡可以獲得的能力

- ☐ 視覺記憶
- ☐ 視覺專注力
- ☐ 視覺完形
- ☐ 視覺區辨

→ 小朋友請先分別記住下方題目區中屬於爸爸及哥哥的衣服、配件,十秒後就要遮住題目至右頁遊戲區玩遊戲囉!

Part 1

爸爸

哥哥

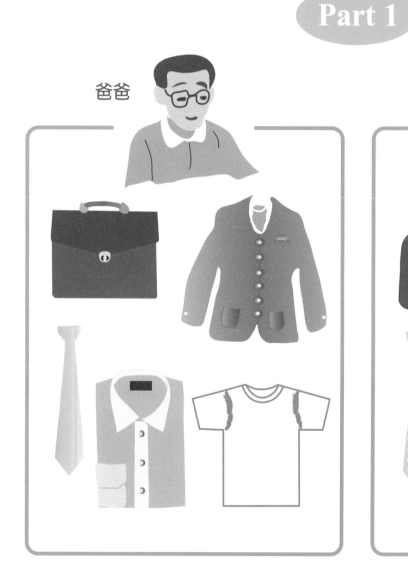
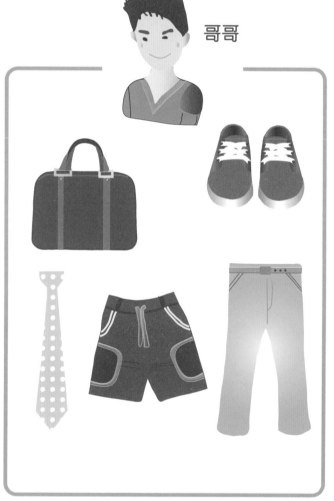

→小朋友，請從下方遊戲區的十四件物品中，分別找出屬於爸爸及哥哥的衣服及配件，並作分類，如將爸爸的用色鉛筆圖上黃色、哥哥的塗上紅色、都不是的塗上紫色。

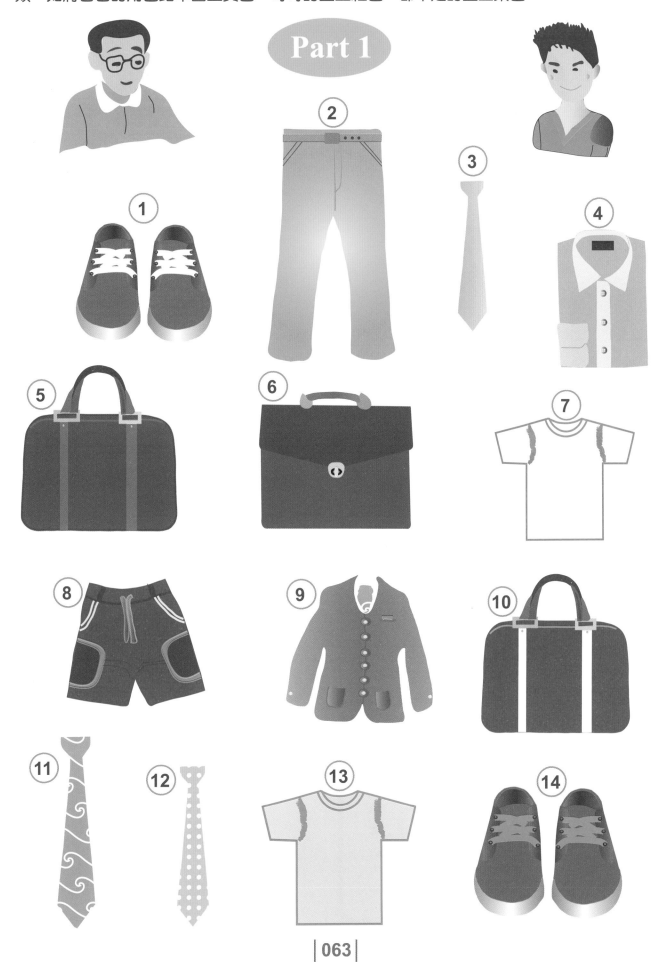

Part 1

→小朋友請先分別記住下方題目區中屬於媽媽及姐姐的衣服、配件，十秒後就要遮住題目至右頁遊戲區玩遊戲囉！

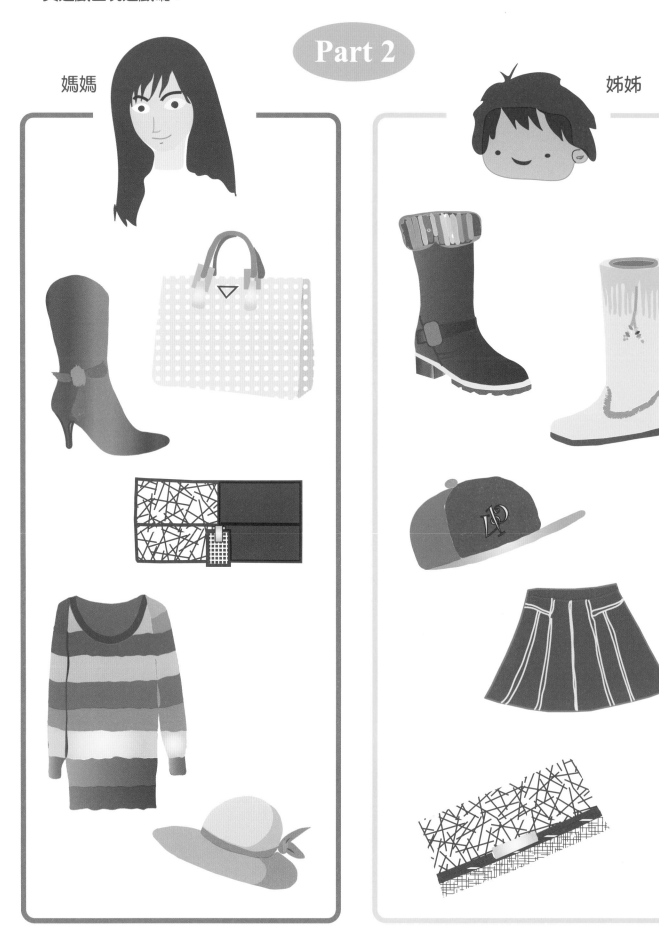

媽媽

姊姊

Part 2

→小朋友，請從下方遊戲區的十四件物品中，分別找出屬於媽媽及姐姐的衣服及配件，並作分類，如將媽媽的用色鉛筆塗上黃色、姐姐的塗上紅色、都不是的塗上紫色。

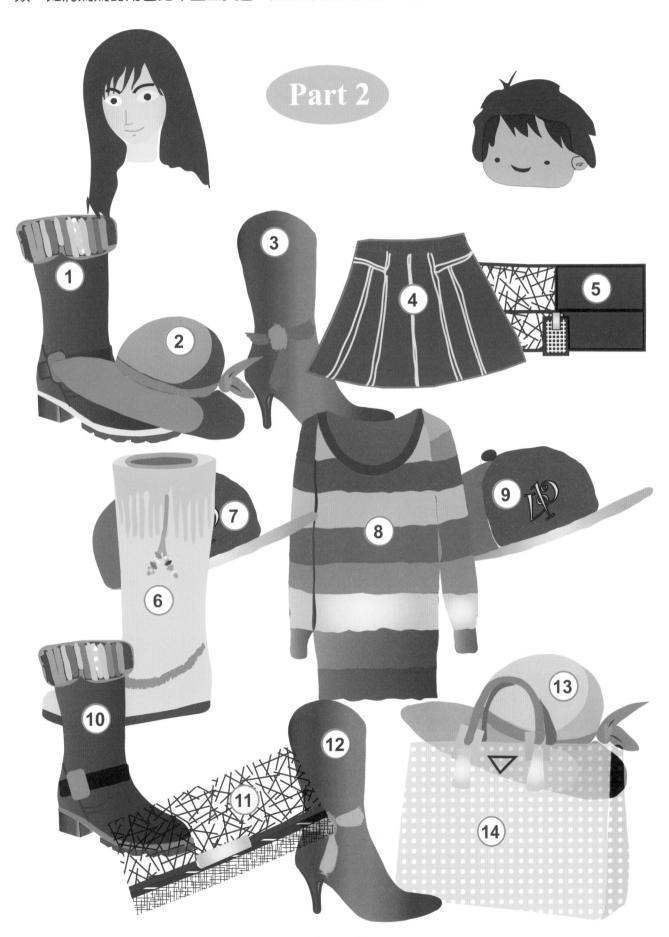

Part 2

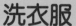

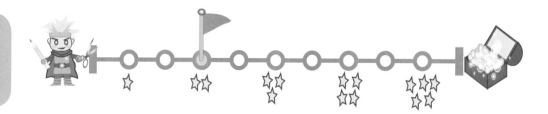

衣-3
洗衣服

可以這樣幫助孩子
- 藉由日常生活中常見的洗滌標籤，來訓練小朋友辨識相似的符號。
- 請家長先教導小朋友題目區中每種洗滌標籤所代表的意義及符號特色。

本關卡可以獲得的能力
- ☐ 視覺區辨
- ☐ 視覺記憶
- ☐ 視覺注意力
- ☐ 邏輯推理

洗滌標籤

① 可機洗　② 手洗　③ 不可漂白　④ 不可熨燙

Part 1

→ 小朋友，下面的遊戲區中有十五條毛巾，請你將題目區中可以機洗、手洗、不可漂白、不可熨燙等四種不同洗滌方式的毛巾，以和題目區相同顏色的蠟筆在其編號打勾。

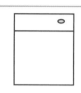

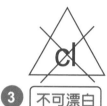

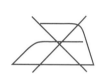

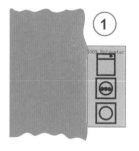
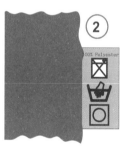

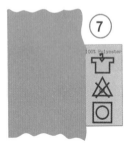

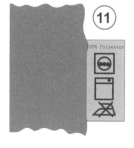

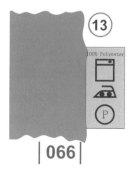

→ 小朋友，下面的題目區中共有十六種洗滌標籤指示，請你依序記住，並且在下兩頁的遊戲區中找出具有相同指示的洗滌標籤，並將毛巾用鉛筆圈選出來。

1 請找出哪一些毛巾不可以熨燙　　　　但是可以乾洗的毛巾 P

2 請找出哪一些毛巾不可以機洗　　　　但是可以乾洗的毛巾 P

3 請找出哪一些毛巾需要手洗　　　　且需懸掛晾乾

4 請找出哪一些毛巾可以烘乾　　　　但是需要手洗

5 請找出哪一些毛巾不可以脫水　　　　且不可以熨燙

6 請找出哪一些毛巾可以乾洗 P　　　並使用中溫熨燙

7 請找出哪一些毛巾可以乾洗 P　　　並可以使用低溫烘乾

8 請找出哪一些毛巾可以烘乾　　　　但是不可以漂白

9 請找出哪一些毛巾要手洗　　　　並可以使用中溫烘乾

10 請找出哪一些毛巾可以使用洗衣機　　　及烘乾機

11 請找出哪一些毛巾需要乾洗 P　　　且可以使用高溫熨燙

12 請找出哪一些毛巾不可漂白　　　　且需懸掛晾乾

13 請找出哪一些毛巾不可以使用洗衣機　　、可以高溫熨燙　　　但必須懸掛晾乾

14 請找出哪一些毛巾必須手洗　　　　但是可以使用低溫烘乾　　　及高溫熨燙

15 請找出哪一些毛巾不可以使用洗衣機　　　及熨斗

16 請找出哪一些毛巾必須手洗　　　　及懸掛晾乾　　　且不可以使用熨斗

專注力小提示

可由家長或老師先指定其中一種 PART2 題目區的洗滌標籤指示，接著再請小朋友於遊戲區的四十條毛巾中一一找出來。完成後再下另一個指示。

→小朋友，下面的遊戲區中共有四十條毛巾，請你依照爸爸媽媽所下的洗滌標籤指示，找出正確的毛巾，並將毛巾用鉛筆圈選出來。

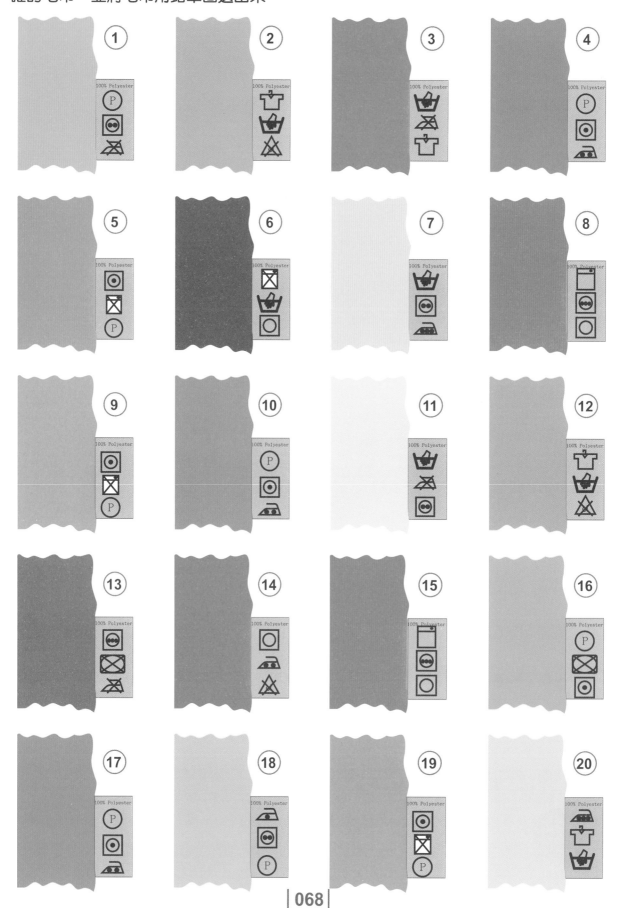

→小朋友，下面的遊戲區中共有四十條毛巾，請你依照爸爸媽媽所下的洗滌標籤指示，找出正確的毛巾，並將毛巾用鉛筆圈選出來。

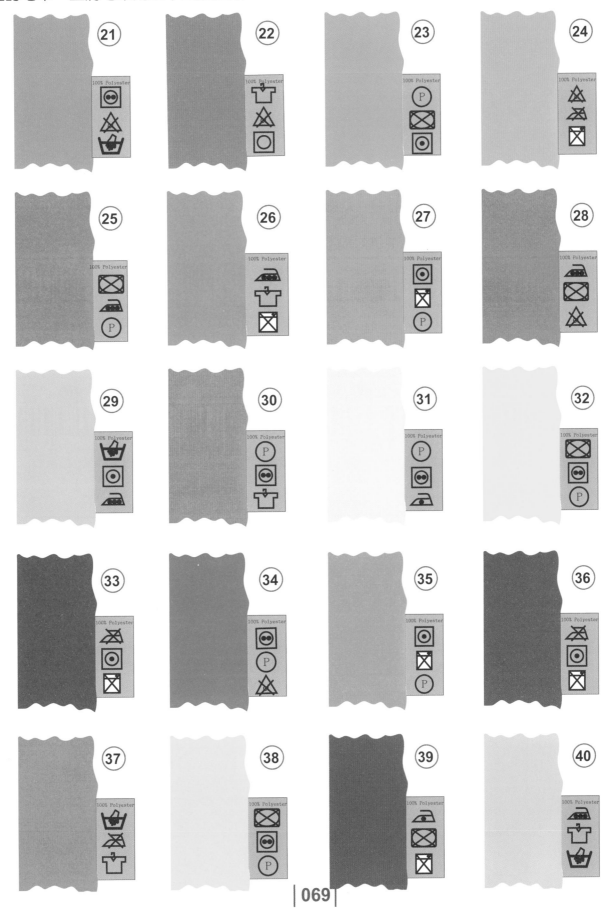

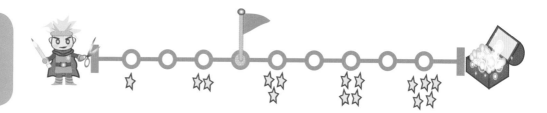

衣-4
洗衣乳標籤

可以這樣幫助孩子

● 利用大賣場「查價機」查詢特價品價格的原理，以「查詢條碼」來訓練小朋友視覺區辨及視覺搜尋能力。

● 請家長先教導小朋友題目區的查詢條碼及其所代表的售價，並記憶起來。再請小朋友將貨架上的洗衣乳按照題目區條碼上的價格標上金額。

● 如果小朋友無法邊翻邊對照，家長可將題目區的查詢條碼影印，以方便小朋友比對。

本關卡可以獲得的能力

☐ 視覺區辨
☐ 視覺注意力
☐ 視覺搜尋
☐ 視覺記憶

Ps.紅色為主要可獲得的能力。

查詢條碼

大賣場正在舉行特賣會，共有十種查詢條碼，請您比對或架上的洗衣乳，找出售價，並且標上金額。

① 4 86 75 767
特價 168

② 4 75 86 767
特價 147

③ 4 75 86 847
特價 164

④ 8 86 75 847
特價 158

⑤ 4 874 7 837
特價 147

⑥ 4 87 97 837
特價 188

⑦ 4 784 7 987
特價 234

⑧ 4 87 7 837
特價 145

⑨ 4 8 832 731
特價 138

⑩ 3 523 6 5 3
特價 165

→題目區共有十種查詢條碼，代表不同的商品價格。遊戲區裡共有三十瓶洗衣乳，請小朋友比對題目區的查詢條碼，找出每瓶洗衣乳的售價，並用鉛筆標在貨架上。（小提示：如果小朋友一次無法記住所有的查詢條碼及售價，家長或老師可以指定其中的一種查詢條碼，並請小朋友在遊戲區中找出來，再標上售價。）

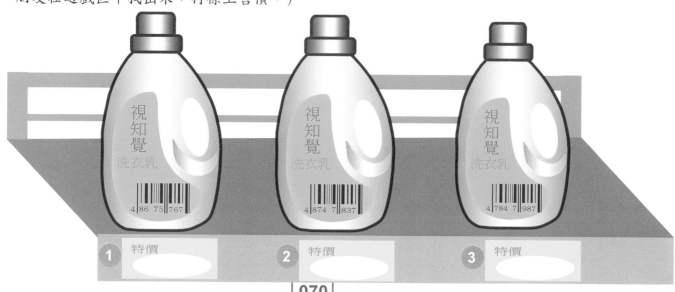

① 特價
② 特價
③ 特價

→題目區共有十種查詢條碼，代表不同的商品價格。遊戲區裡共有三十瓶洗衣乳，請小朋友比對題目區的查詢條碼，找出每瓶洗衣乳的售價，並用鉛筆標在貨架上。（小提示：如果小朋友一次無法記住所有的查詢條碼及售價，家長或老師可以指定其中的一種查詢條碼，並請小朋友在遊戲區中找出來，再標上售價。）

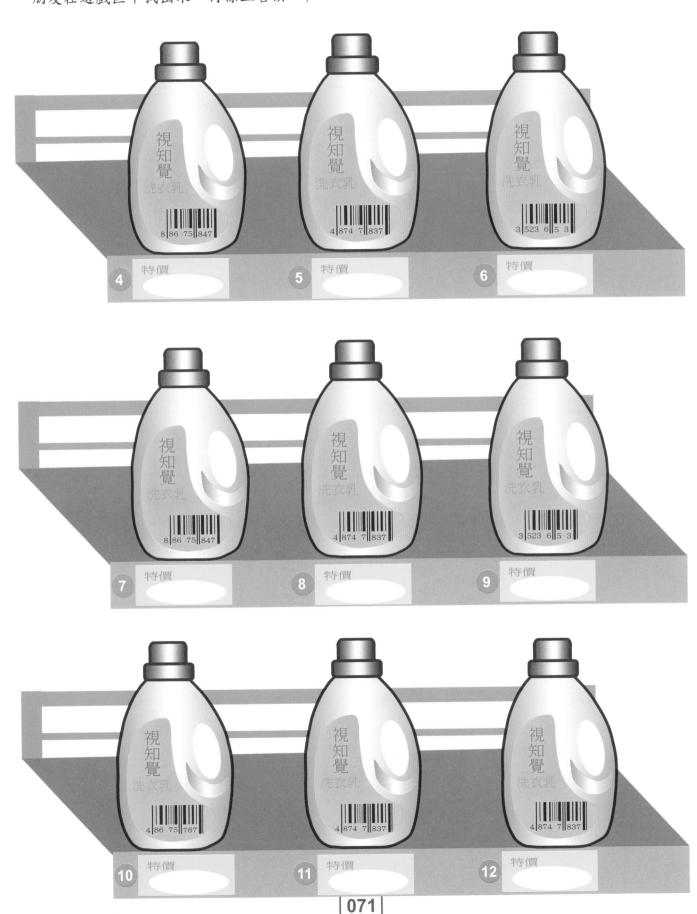

→題目區共有十種查詢條碼，代表不同的商品價格。遊戲區裡共有三十瓶洗衣乳，請小朋友比對題目區的查詢條碼，找出每瓶洗衣乳的售價，並用鉛筆標在貨架上。（小提示：如果小朋友一次無法記住所有的查詢條碼及售價，家長或老師可以指定其中的一種查詢條碼，並請小朋友在遊戲區中找出來，再標上售價。）

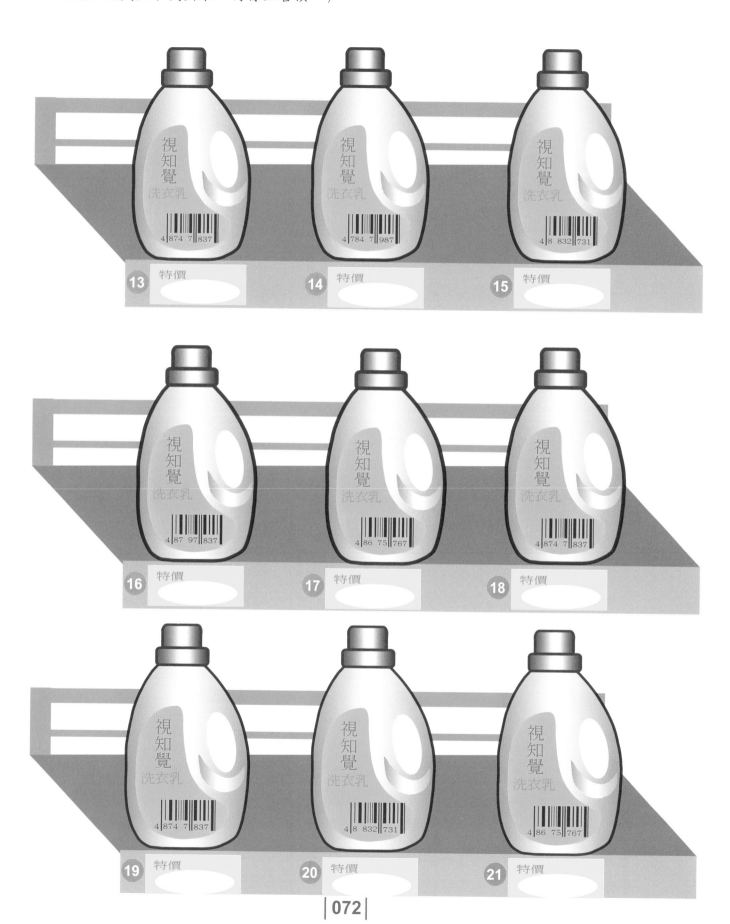

→題目區共有十種查詢條碼，代表不同的商品價格。遊戲區裡共有三十瓶洗衣乳，請小朋友比對題目區的查詢條碼，找出每瓶洗衣乳的售價，並用鉛筆標在貨架上。（小提示：如果小朋友一次無法記住所有的查詢條碼及售價，家長或老師可以指定其中的一種查詢條碼，並請小朋友在遊戲區中找出來，再標上售價。）

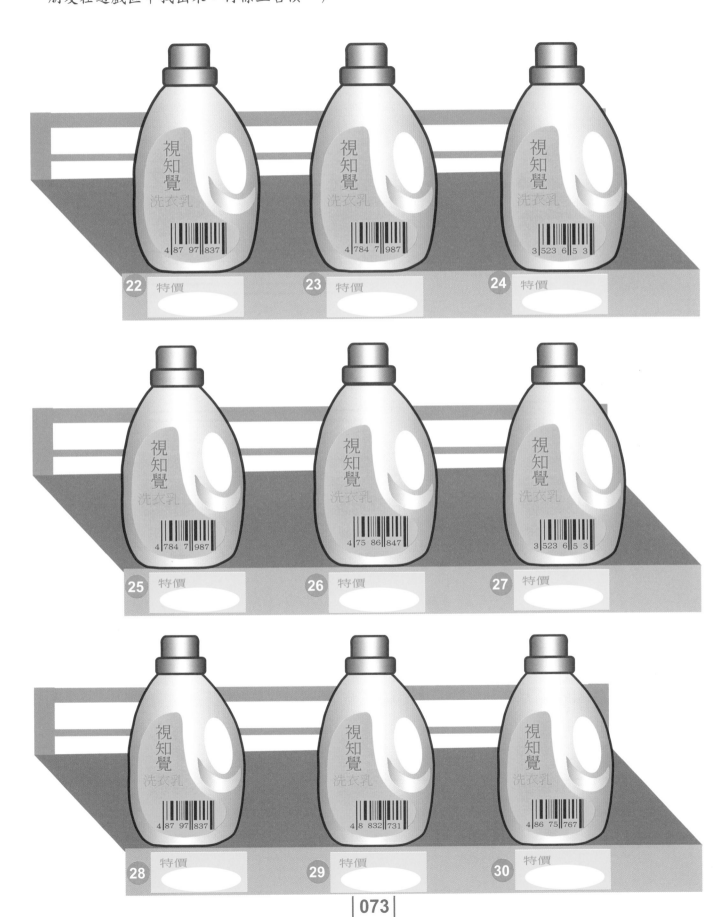

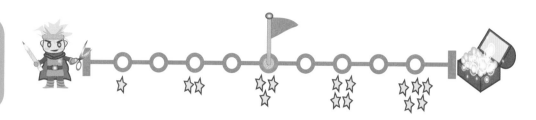

衣-5 找尺寸

可以這樣幫助孩子

- 衣服吊牌上最上面一行數字為判斷尺寸大小的根據，依據不同的數字，店員可以依照下列數字組合判斷衣服的尺寸。
- 請家長先教導小朋友將題目區吊牌上尺寸的編號記憶起來，再查詢編號所代表的尺寸。之後，請小朋友將遊戲區的吊牌，依照題目區的尺寸編號標上大小。
- 如果小朋友無法邊翻邊對照，家長可將題目區的吊牌查詢編號影印，以方便小朋友比對。

商場正在舉行服飾特賣，共有五種尺寸，請你比對衣服上的吊牌的尺寸標號，找出其尺寸，並且標上。

代表尺寸的編號

118-34-253-1234
8493746328
4 87 97 837
$ 487 NTD

118-34-253-1234 =XS

114-38-543-1234 = S

114-38-543-1224 = M

114-38-243-1224 = L

118-38-043-1234 =XL

→ 題目區共有五種衣服吊牌查詢編號，代表不同的商品尺寸。遊戲區裡共有二十八張吊牌，請小朋友比對題目區的吊牌查詢編號，找出每件衣服的尺寸，並用鉛筆寫在方框裡。（小提示：如果小朋友一次無法記住所有的吊牌查詢編號，家長或老師可以指定其中的一種吊牌查詢編號，並請小朋友在遊戲區中找出來，再標上尺寸。）

①

118-34-253-1234
8493746328
4 87 97 837
$ 487 NTD

②

118-38-043-1234
8493746328
4 87 97 837
$ 487 NTD

③

114-38-543-1224
8493746328
4 87 97 837
$ 487 NTD

④

114-38-243-1224
8493746328
4 87 97 837
$ 487 NTD

→題目區共有五種衣服吊牌查詢編號，代表不同的商品尺寸。遊戲區裡共有二十八張吊牌，請小朋友比對題目區的吊牌查詢編號，找出每件衣服的尺寸，並用鉛筆寫在方框裡。（小提示：如果小朋友一次無法記住所有的吊牌查詢編號，家長或老師可以指定其中的一種吊牌查詢編號，並請小朋友在遊戲區中找出來，再標上尺寸。）

→題目區共有五種衣服吊牌查詢編號，代表不同的商品尺寸。遊戲區裡共有二十八張吊牌，請小朋友比對題目區的吊牌查詢編號，找出每件衣服的尺寸，並用鉛筆寫在方框裡。（小提示：如果小朋友一次無法記住所有的吊牌查詢編號，家長或老師可以指定其中的一種吊牌查詢編號，並請小朋友在遊戲區中找出來，再標上尺寸。）

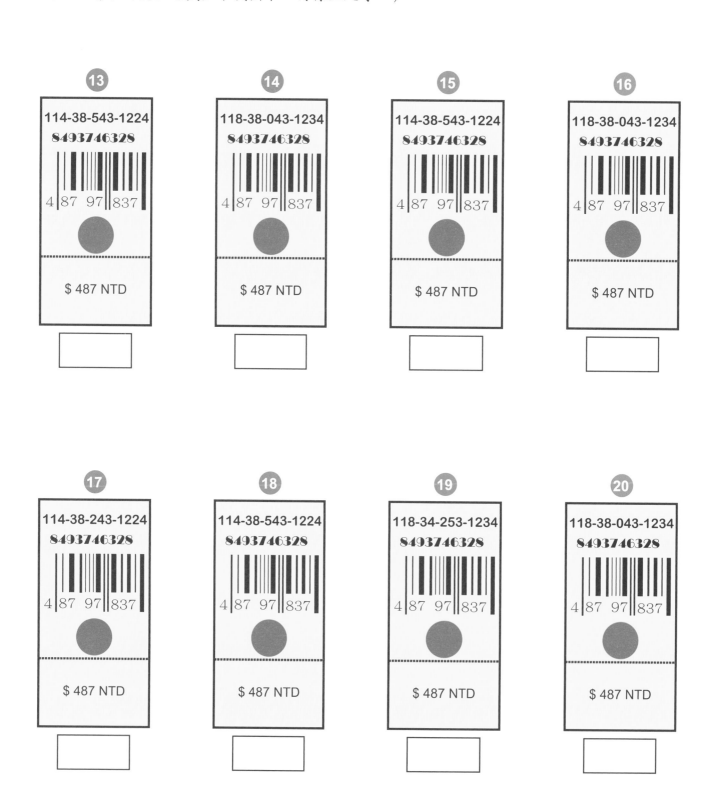

→題目區共有五種衣服吊牌查詢編號，代表不同的商品尺寸。遊戲區裡共有二十八張吊牌，請小朋友比對題目區的吊牌查詢編號，找出每件衣服的尺寸，並用鉛筆寫在方框裡。（小提示：如果小朋友一次無法記住所有的吊牌查詢編號，家長或老師可以指定其中的一種吊牌查詢編號，並請小朋友在遊戲區中找出來，再標上尺寸。）

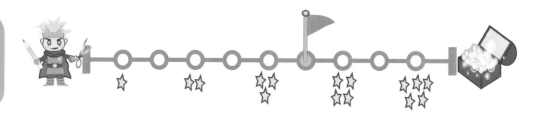

可以這樣幫助孩子

- 商場常使用顏色配對來決定商品折扣的多寡，使用於遊戲中可以用來訓練小朋友的視覺順序記憶及視覺搜尋能力。
- 請小朋友利用標籤上貼紙的顏色，來查詢商品的折扣為何？
- 如果小朋友無法邊翻邊對照，家長可以將題目區的特價組合影印，以方便小朋友比對。

本關卡可以獲得的能力

☐ 視覺順序記憶
☐ 視覺搜尋
☐ 視覺區辨

Ps.紅色為主要可獲得的能力。

→商場正在舉行特賣，依標籤上的貼紙多寡及顏色配對，題目區裡共有 **A**、**B**、**C** 三組特價組合（共含二十一種特價組合），請你在遊戲區中比對標籤上貼紙的多寡及顏色配對，找出十五種商品的折數，並且用鉛筆寫在右邊的方框中。

A

① ●●● → 83折　　⑤ ●●● → 95折

② ●●● → 84折　　⑥ ●●● → 92折

③ ●●● → 46折　　⑦ ●●● → 75折

④ ●●● → 74折　　⑧ ●●● → 65折

B

⑨ ●●●● → 7折　　⑫ ●●●●● → 5折

⑩ ●●●● → 1折　　⑬ ●●●● → 6折

⑪ ●●●● → 55折

C

⑭ ●●●●● → 2折　　⑱ ●●●●●● → 9折

⑮ ●●●●● → 3折　　⑲ ●●●●●● → 35折

⑯ ●●●●● → 4折　　⑳ ●●●●●● → 65折

⑰ ●●●●● → 8折　　㉑ ●●●●●● → 88折

→商品正在舉行特賣，客人共選擇了 **15** 種商品，請小朋友比對題目區裡標籤貼紙的多寡及顏色配對，找出遊戲區裡十五種商品的特價組合及折數，並且用鉛筆寫在右邊的方框中。

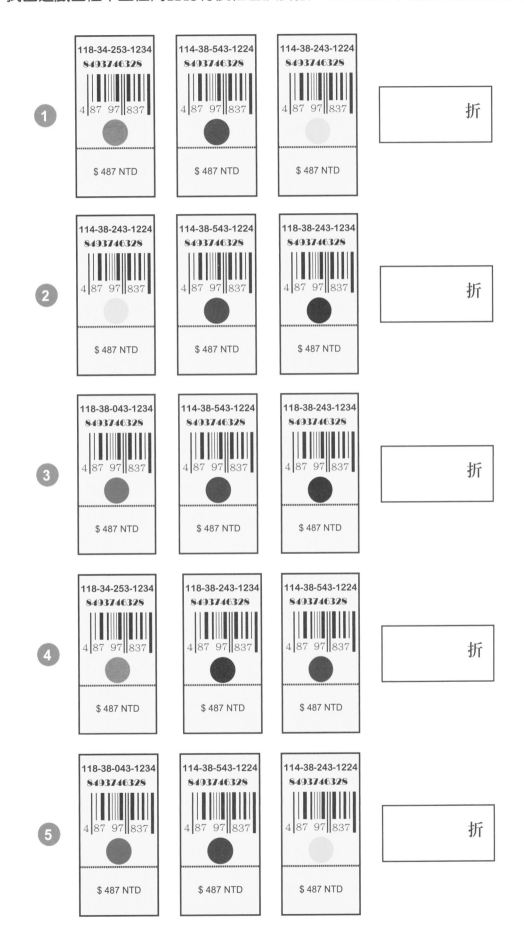

→商品正在舉行特賣，客人共選擇了 **15** 種商品，請小朋友比對題目區裡標籤貼紙的多寡及顏色配對，找出遊戲區裡十五種商品的特價組合及折數，並且用鉛筆寫在右邊的方框中。

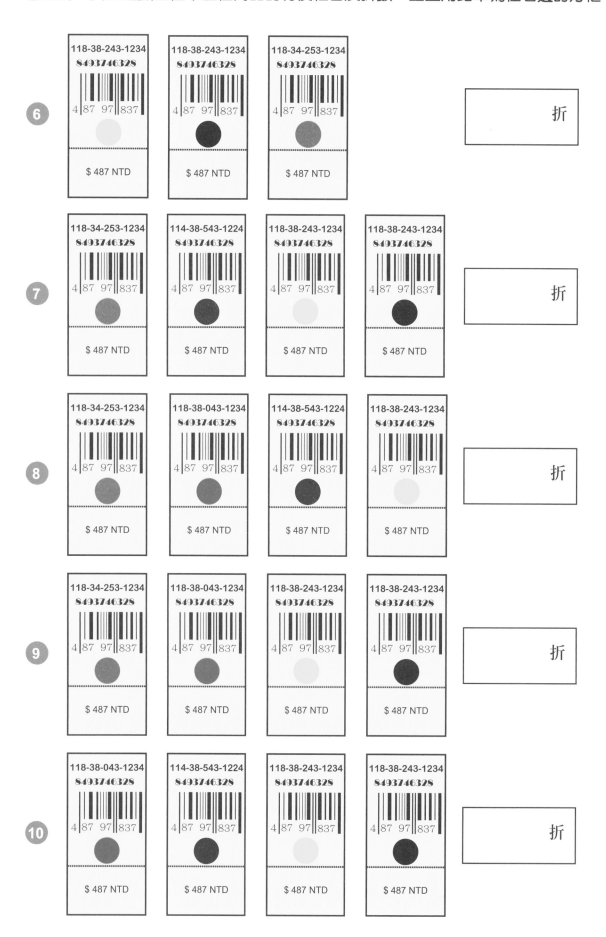

→商品正在舉行特賣，客人共選擇了 15 種商品，請小朋友比對題目區裡標籤貼紙的多寡及顏色配對，找出遊戲區裡十五種商品的特價組合及折數，並且用鉛筆寫在右邊的方框中。

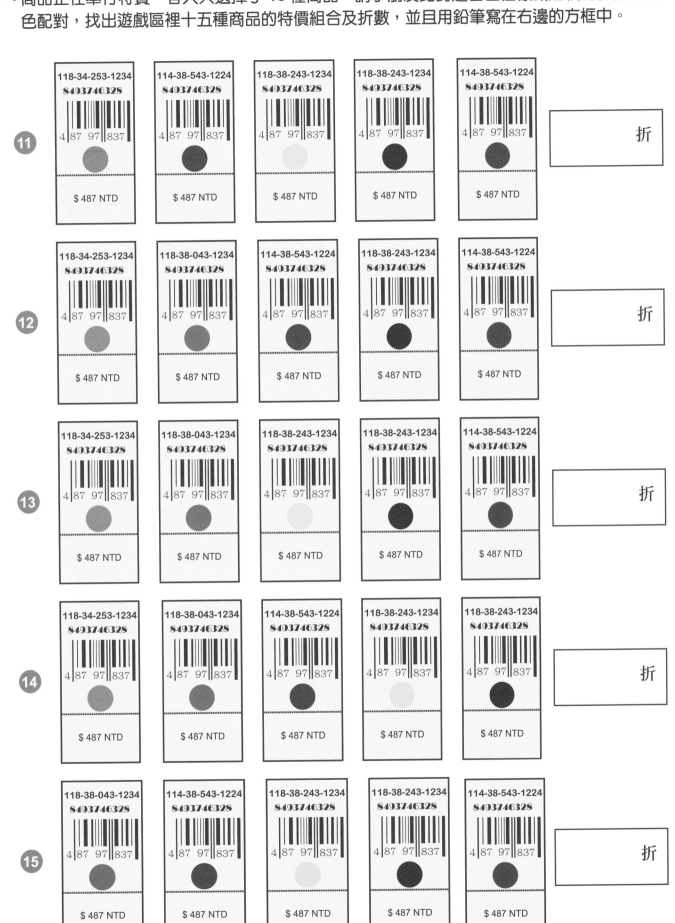

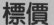

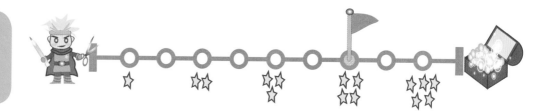

可以這樣幫助孩子

● 利用平日購衣時常見到的吊牌及其條碼，來訓練小朋友的視覺完形、視覺搜尋能力。

● 小朋友，吊牌中的條碼一小部分被用來標示特價的貼紙遮住了，所以必須先判斷被遮住的數字是多少，然後再依照條碼上的數字到題目區找相同數字的條碼，然後將價錢寫在吊牌上。

● 如果小朋友無法邊翻邊對照，家長可將題目區的吊牌查詢編號影印，以方便小朋友比對。

本關卡可以獲得的能力

☐ 視覺搜尋
☐ 視覺完形
☐ 視覺專注力
☐ 視覺記憶

Ps.紅色為主要可獲得的能力。

條碼及代表價格

1 4 48283 245 — $ 364	**2** 4 48288 245 — $ 300	**3** 4 53464 245 — $ 823
4 4 66754 435 — $ 500	**5** 4 03380 398 — $ 866	**6** 4 99660 838 — $ 711
7 4 48333 245 — $ 745	**8** 4 43283 245 — $ 988	**9** 4 58469 398 — $ 154
10 4 69775 435 — $ 533	**11** 4 08330 394 — $ 641	**12** 4 66690 333 — $ 123
13 4 48357 245 — $ 374	**14** 4 48283 254 — $ 165	**15** 4 53464 398 — $ 453
16 4 66745 435 — $ 956	**17** 4 00880 394 — $ 523	**18** 4 99906 838 — $ 540
19 4 48375 222 — $ 453	**20** 4 43382 245 — $ 634	**21** 4 58464 245 — $ 734
22 4 69777 345 — $ 666	**23** 4 08880 394 — $ 232	**24** 4 69990 333 — $ 250
25 4 48333 342 — $ 32	**26** 4 43882 245 — $ 600	**27** 4 58464 399 — $ 244
28 4 69777 365 — $ 111	**29** 4 80088 34 — $ 523	**30** 4 66990 333 — $ 454
31 4 48765 245 — $ 456	**32** 4 48331 674 — $ 235	**33** 4 58466 398 — $ 345
34 4 69745 435 — $ 130	**35** 4 08830 349 — $ 341	**36** 4 96660 838 — $ 999

→遊戲區中三十六組吊牌中的條碼，一小部分被用來標示特價的貼紙遮住了，小朋友請先判斷被貼紙遮住的數字是多少？然後再依照條碼上的數字，回到左頁題目區中比對三十六組的條碼，找出相同數字的條碼，然後用鉛筆將價錢寫在吊牌上。

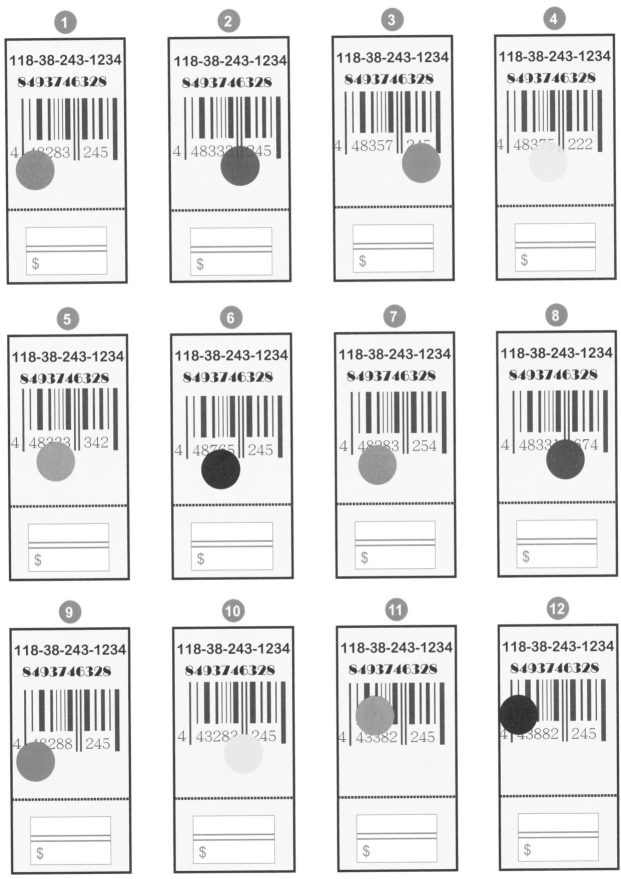

→遊戲區中三十六組吊牌中的條碼，一小部分被用來標示特價的貼紙遮住了，小朋友請先判斷被貼紙遮住的數字是多少？然後再依照條碼上的數字，回到前頁題目區中比對三十六組的條碼，找出相同數字的條碼，然後用鉛筆將價錢寫在吊牌上。

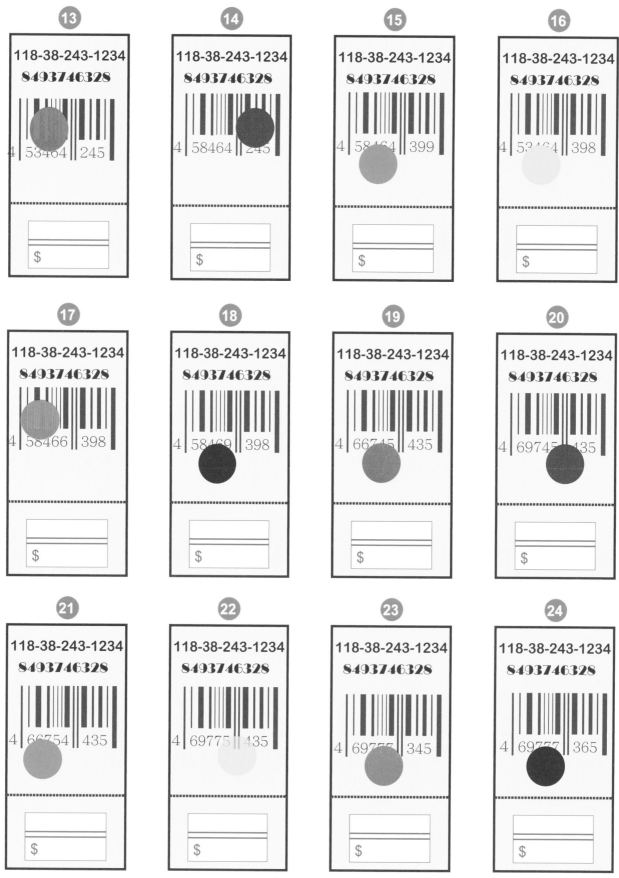

→ 遊戲區中三十六組吊牌中的條碼，一小部分被用來標示特價的貼紙遮住了，小朋友請先判斷被貼紙遮住的數字是多少？然後再依照條碼上的數字，回到前頁題目區中比對三十六組的條碼，找出相同數字的條碼，然後用鉛筆將價錢寫在吊牌上。

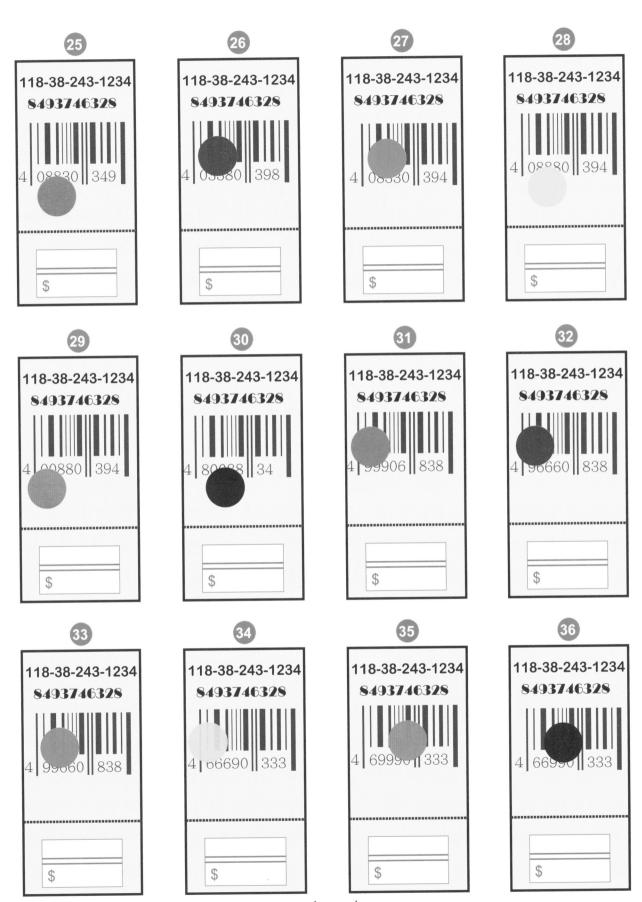

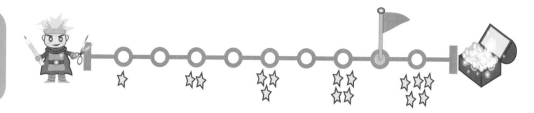

可以這樣幫助孩子

● 襪子分類在日常生活中常常碰到，利用襪子配對來訓練小朋友的視覺區辨以及前景背景能力，也十分有趣。
● 小朋必須依照襪子的顏色、條紋、形狀來判斷哪兩隻襪子可以湊成一雙，並依照收納櫃（遊戲區）上的照片將襪子放置到正確位置。
● 如果題目對於小朋太困難，建議先從實際襪子分類開始訓練。

本關卡可以獲得的能力
☐ 視覺搜尋
☐ 視覺區辨
☐ 前景背景
☐ 視覺專注力

Part 1

→小朋友，下面的題目區共有 **32** 隻襪子，請先找出哪二隻襪子是屬於同一雙，並將它們收在右頁遊戲區的收納櫃中。（小提示：請小朋友先將題目區的襪子配對起來；再至右頁的遊戲區中比對，用鉛筆將兩隻襪子的號碼填寫至下方的格子中。）

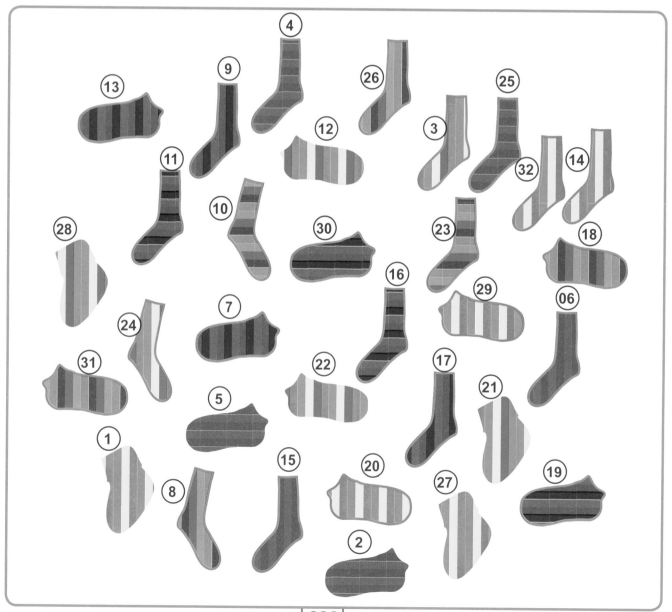

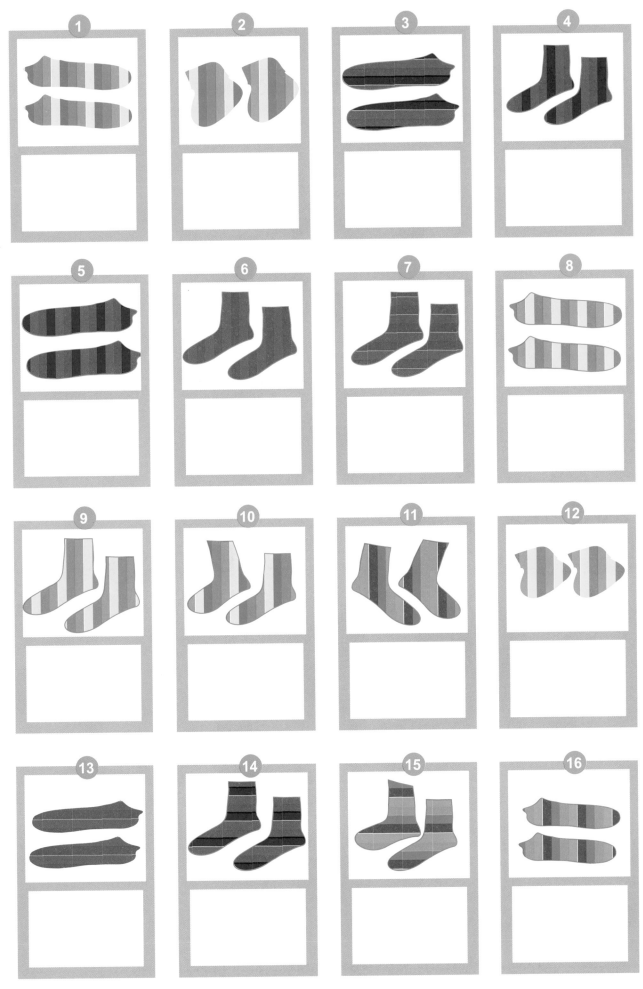

Part 2

→ 小朋友，下面的題目區共有 **32** 隻襪子，請先找出哪二隻襪子是屬於同一雙，並將它們收在右頁遊戲區的收納櫃中。（小提示：請小朋友先將題目區的襪子配對起來；再至右頁的遊戲區中比對，用鉛筆將兩隻襪子的號碼填寫至下方的格子中。）

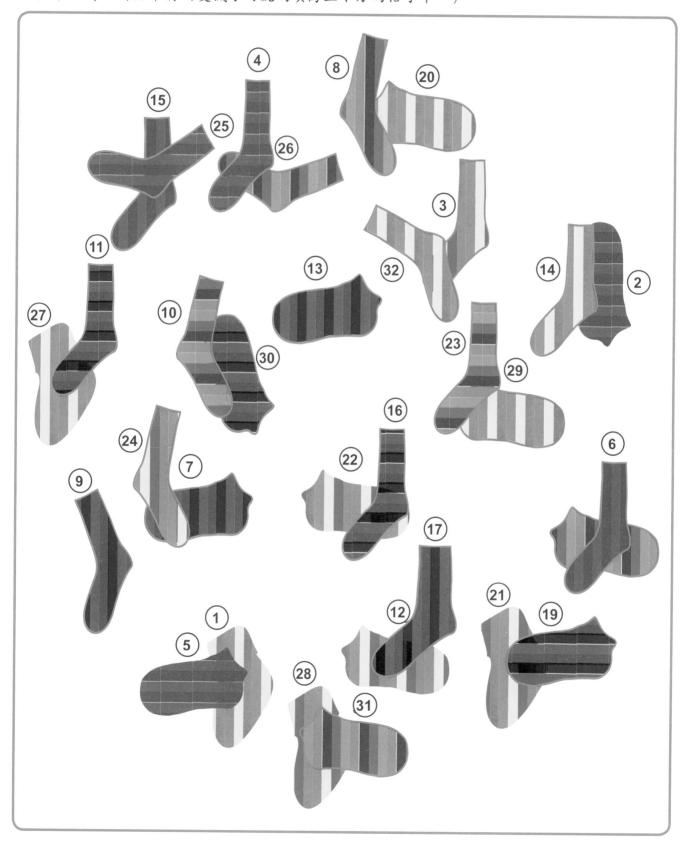

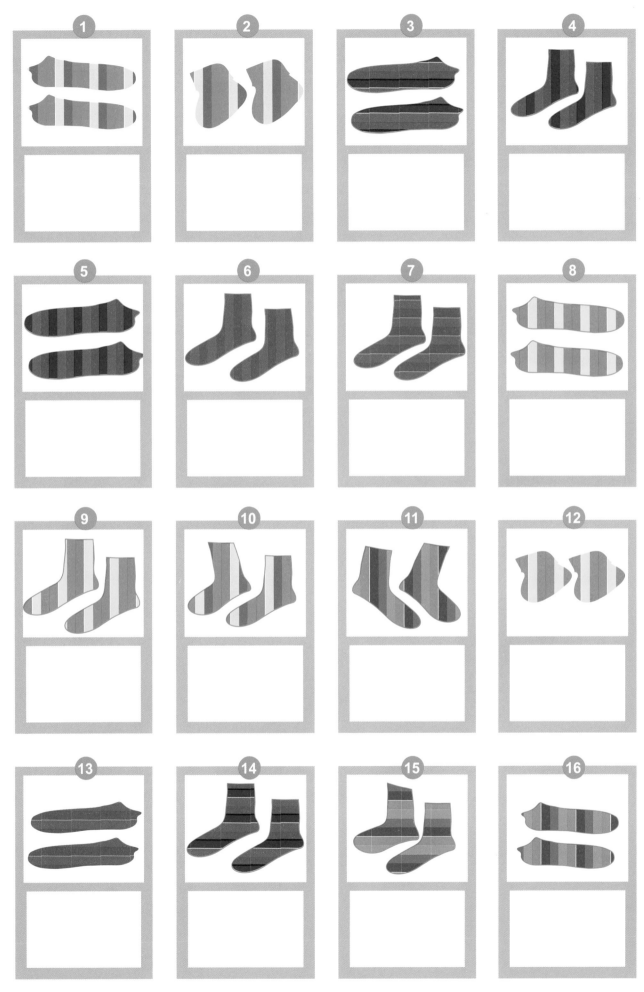

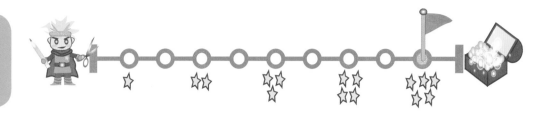

可以這樣幫助孩子

- 本遊戲利用露出在皮包外的手套來訓練孩子視覺區辨、搜尋及前景背景能力。
- 家長可以提醒小朋友需將手套的顏色記下來，並搭配外觀的特徵，再找找看皮包裡的手套是哪一個？

本關卡可以獲得的能力
- ☐ 視覺完形　☐ 視覺搜尋
- ☐ 視覺區辨　☐ 視覺記憶
- ☐ 前景背景

Part 1

→ 小朋友，下面的題目區中共有十六隻手套，請你一一辨認出其特徵。請在右頁的遊戲區中找一找，看露出一半的手套是左頁題目區中的哪一個手套，並用鉛筆將號碼填在下方的空格中。

1 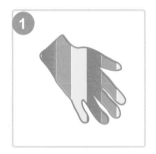	**2** 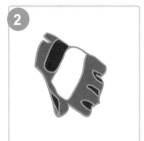	**3** 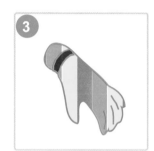	**4** 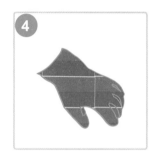
5 	**6** 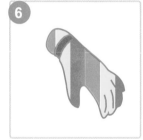	**7** 	**8** 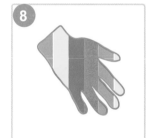
9 	**10** 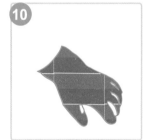	**11** 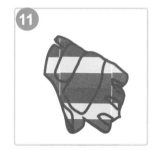	**12** 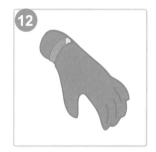
13 	**14** 	**15** 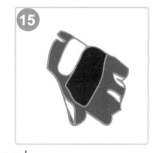	**16** 

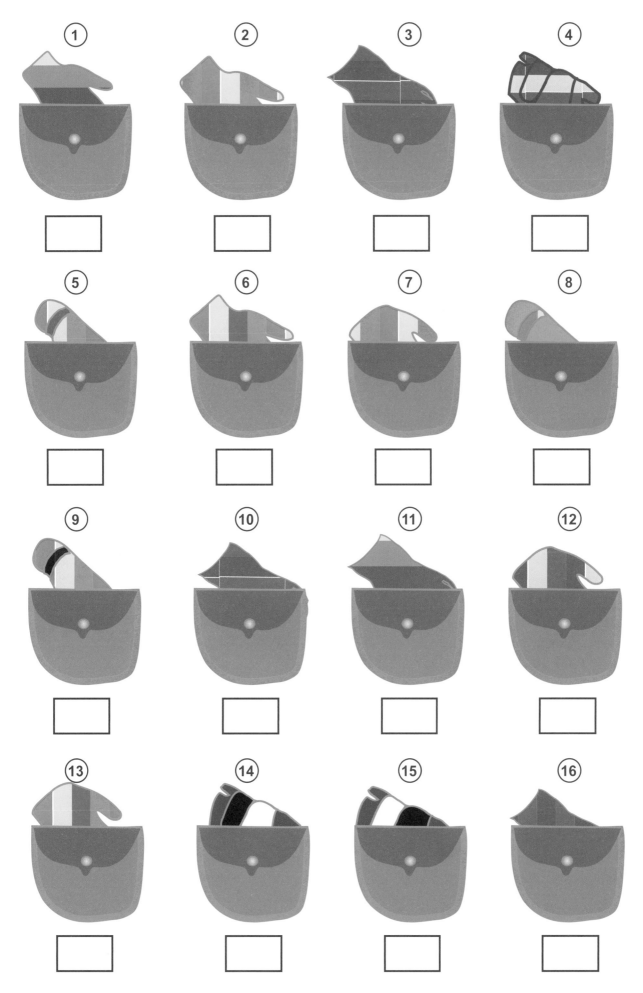

Part 2

→小朋友，下面的題目區中共有十六隻手套，請你一一辨認出其特徵。請在右頁的遊戲區中找一找，看露出一半的手套是左頁題目區中的哪一個手套，並用鉛筆將號碼填在下方的空格中。（小提示：手套可能彼此交疊，要更仔細才能分辨不同喔！）

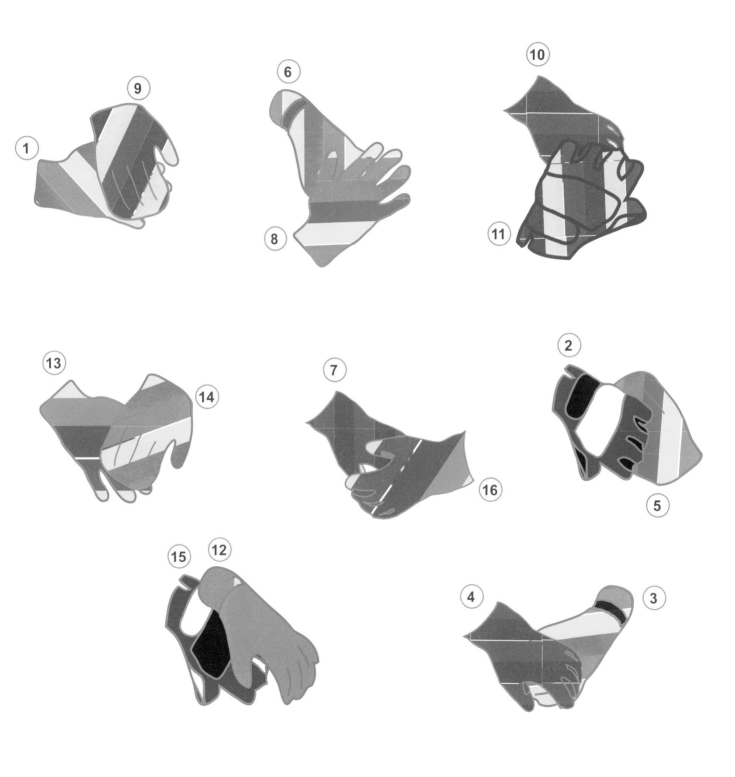

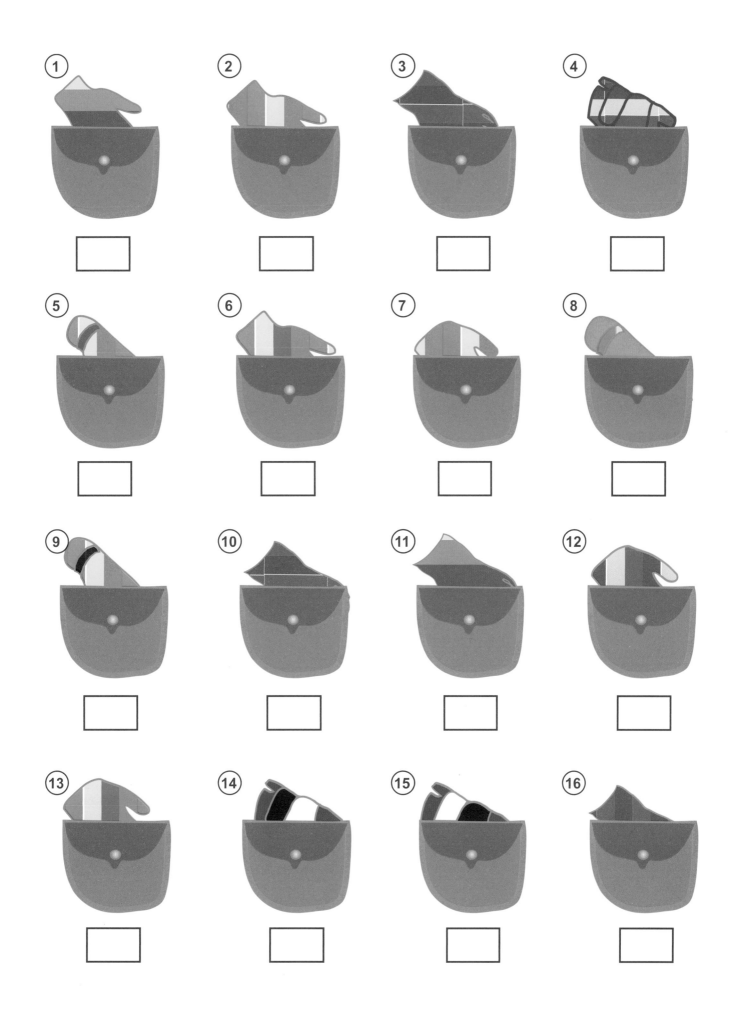

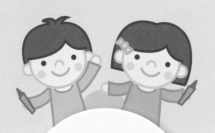

主題遊戲 3　住

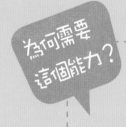

　　每個人都需要有個溫暖的家，生活周遭的建築物更是提供了我們便利的生活，然而「住」的概念不僅止於建築物本身，更加涵蓋「室內設計」、「建材選擇」、「使用建築物內的設備」、「修繕與保養」、「社區與鄰居」、「交通便利性」等概念。

　　上述這些概念亦需要「視知覺」的輔助才能完善，例如，搭電梯時，需要對照樓層簡介來選擇要按的按鍵，這時即須要「視覺區辨」、「視覺前景背景」、「視覺搜尋」等能力；在擺設家具時，須先看看平面設計圖，這樣才能有效利用空間，這時即需要「視覺前景背景」、「視覺空間關係」、「物體恆常」等能力；在寄信給朋友時，需要查看地址與郵遞區號，這時即需要「視覺搜尋」、「視覺區辨」等能力。由以上可知，視知覺在「住」的方面亦扮演著相當重要的角色！

● 本單元使用電梯、室內平面設計圖、郵遞區號查詢、搭捷運來我家、水管修繕等題材，符合日常生活關於「住」的情境，可以建立小朋友日常生活常識的資料庫，讓小朋友將來遇到類似情境時可以迎刃而解。

● 本單元內 9 個單元涵蓋了視知覺的各種能力，透過貼近生活題材，小朋友可以更加輕鬆的將這些能力融會貫通。

● 在遊戲中透過大人的指導，可以得到更多貼近生活的概念，例如，在電梯的遊戲時，家長就可以引導小朋友聯結到平常搭電梯的情境，更加能增進小朋友的學習效率與學習動機。

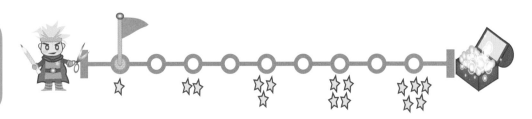

可以這樣幫助孩子

- PART1 可先教導小朋友地區的概念，如果小朋友塗顏色時容易塗出圓圈外，可提醒他要更專心。
- PART2 因涉及座標概念，因此難度較高，建議家長可以先教導小朋友座標的概念，從 2 x 2 的格子開始教起，待小朋友熟悉後再開始進行遊戲；如果小朋友真的學不來，可改以手指指認的方式進行。

本關卡可以獲得的能力

- ☐ 視覺區辨
- ☐ 視覺空間關係
- ☐ 手眼協調訓練
- ☐ 座標概念

擁有一個溫暖的家是最幸福的喔！小朋友，讓我們一起來建造一個屬於自己的家吧！不過在這之前，我們得先選擇想要居住的地方，現在就請你來找找看吧！

Part 1

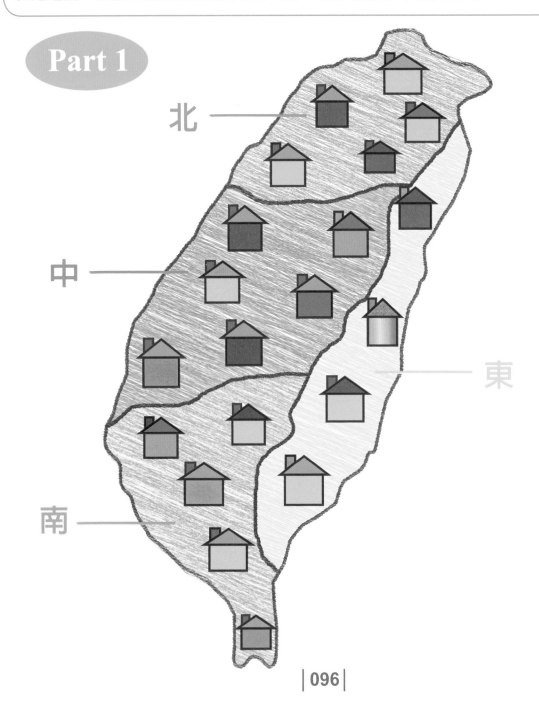

→小朋友，左頁題目區的地圖裡共分為北、中、南、東部四個地區，每一個地區有代表的顏色；請你在左頁題目區的地圖裡找出右頁遊戲區中每一間房子的所在地區，並用色鉛筆在下面的圓圈中塗上該地區的顏色。

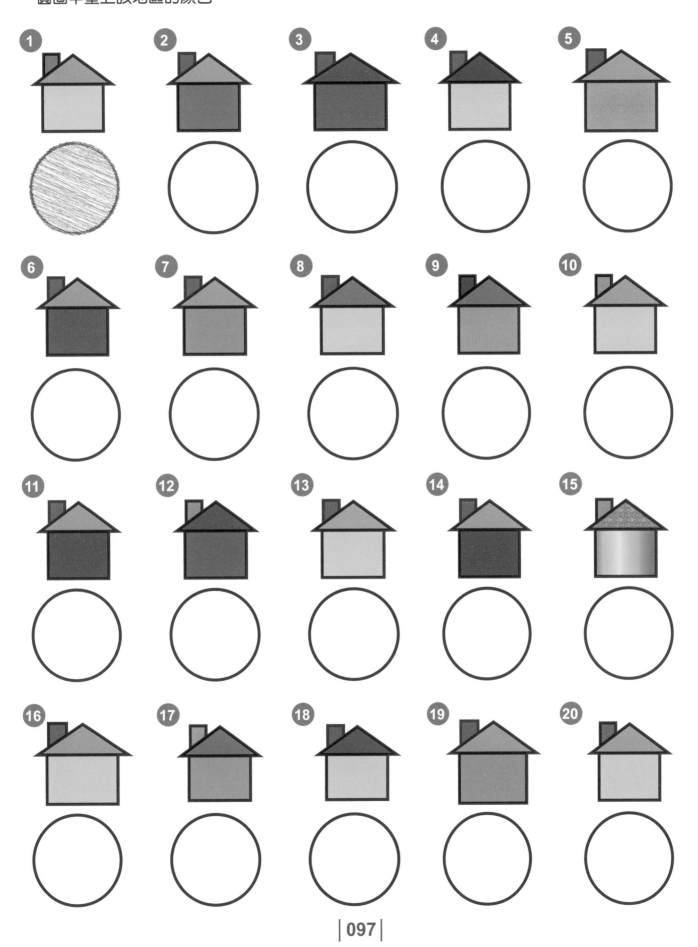

→已經決定要住哪個區域了嗎？如果決定了，就讓我們一起來選選看要買哪一塊地來蓋房子吧！請在左頁題目區中找出右頁中每一塊地的座標位置，並用鉛筆標上。（小題示：如果小朋友不會寫字或沒有座標概念，可以請小朋友改用手指指認的方式唷！）

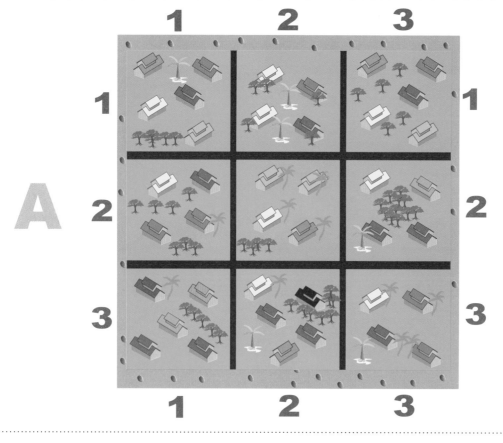

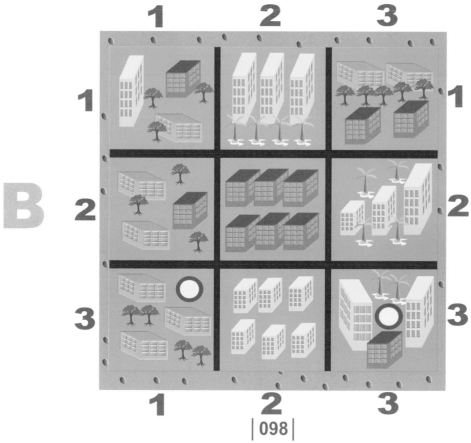

→已經決定要住哪個區域了嗎？如果決定了，就讓我們一起來選選看要買哪一塊地來蓋房子吧！請在左頁題目區中找出右頁中每一塊地的座標位置，並用鉛筆標上。（小題示：如果小朋友不會寫字或沒有座標概念，可以請小朋友改用手指指認的方式唷！）

專注力小提示

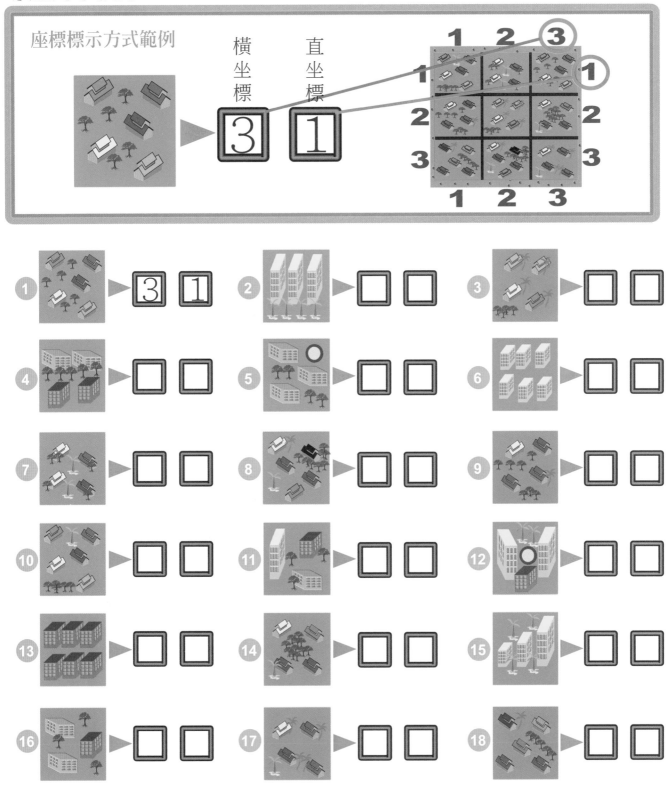

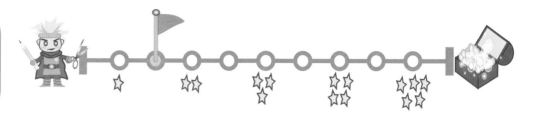

住-2 蓋房子

可以這樣幫助孩子

- 一開始可先指定左頁題目區的其中一個材料後，再請小朋友去右頁的遊戲區中找，這樣會比較簡單唷！亦可以用口頭描述材料的特色輔助尋找。
- 如要增加難度，可以請小朋友記住右頁遊戲區中的某幾項材料後，再讓小朋友回到左頁的題目區中找出來。

本關卡可以獲得的能力

- ☐ 視覺前景背景
- ☐ 視覺記憶
- ☐ 視覺完型
- ☐ 物體恆常

終於決定要住哪裡囉！接下來就要準備蓋房子了，不過在蓋房子之前，我們得先準備好蓋房子的材料，現在我們就先去建材行買蓋房子的材料吧！哇！建材行的材料剛剛被搗蛋的小朋友弄得亂七八糟，這樣沒辦法買，我們先幫老闆整理好吧！

Part 1

→ 一開始可先指定左頁題目區的其中一項材料後，再請小朋友去右頁的遊戲區中尋找，這樣會比較簡單唷！亦可以用口頭描述材料的特色輔助尋找。或者小朋友也可依照右頁遊戲區的選購清單，一一在左頁題目區的混亂材料堆中找出來！

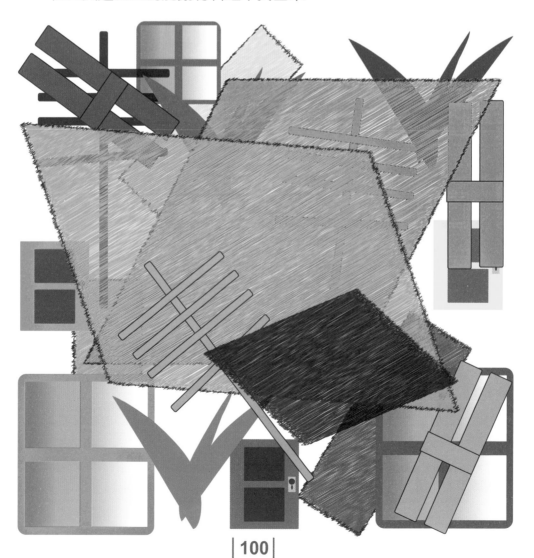

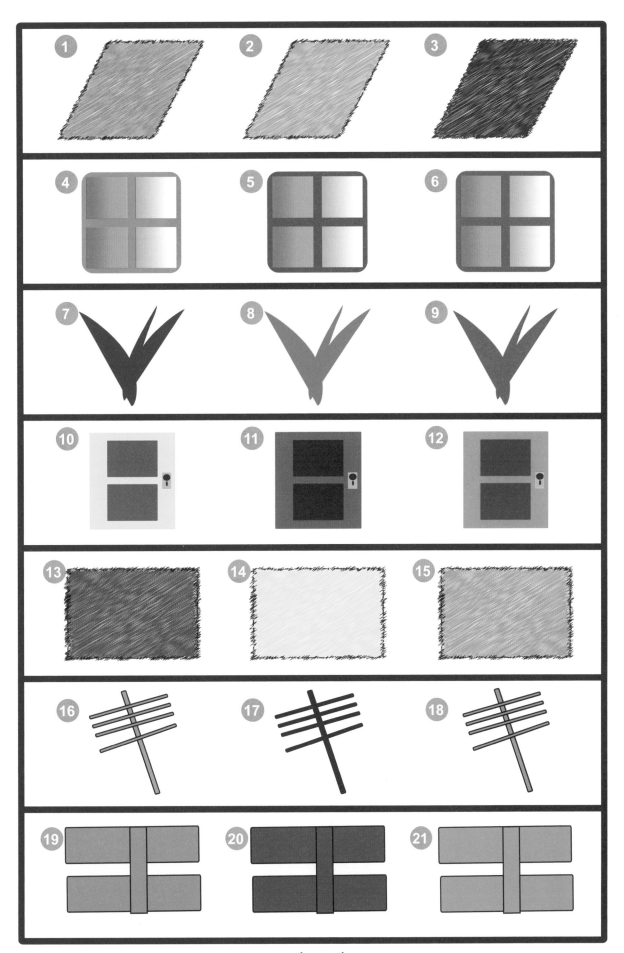

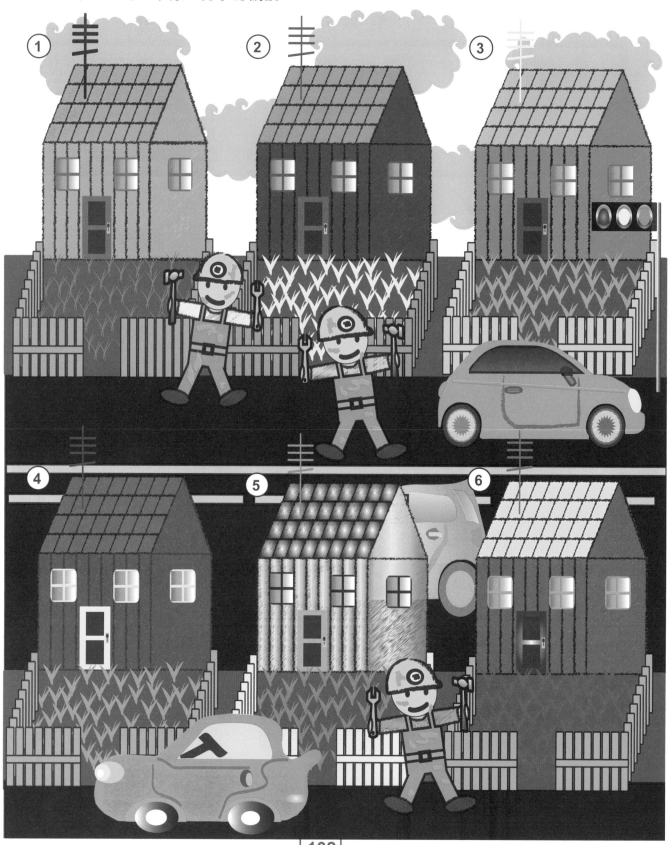

Part 2

終於把亂七八糟的建材都整理好了，現在就讓我們看看房子的設計圖來選購材料吧！

→請小朋友看看左頁題目區中六間房子的結構，然後將每間房子所需要的材料在右頁的遊戲區中找出來，並用鉛筆標出房子的編號。

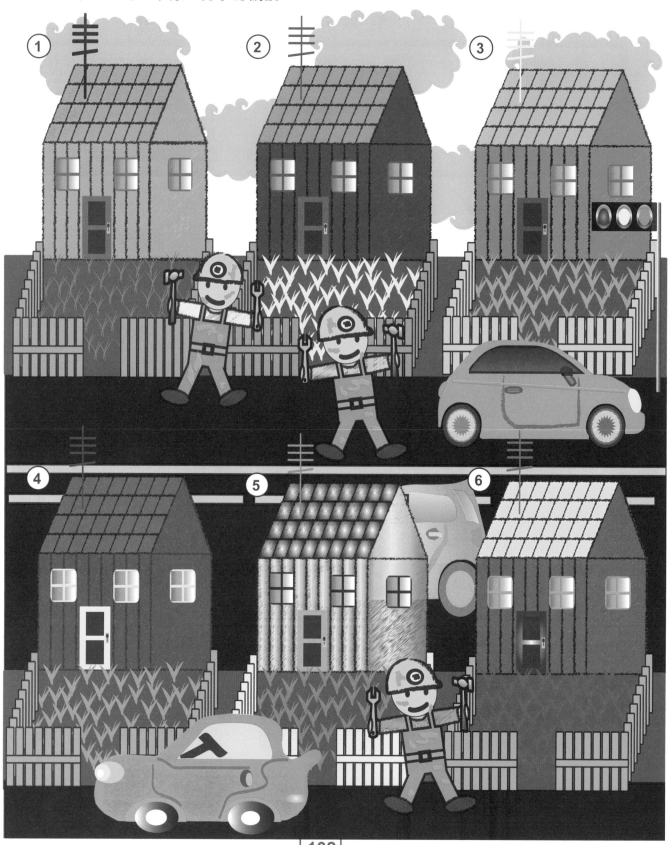

視知覺建材行

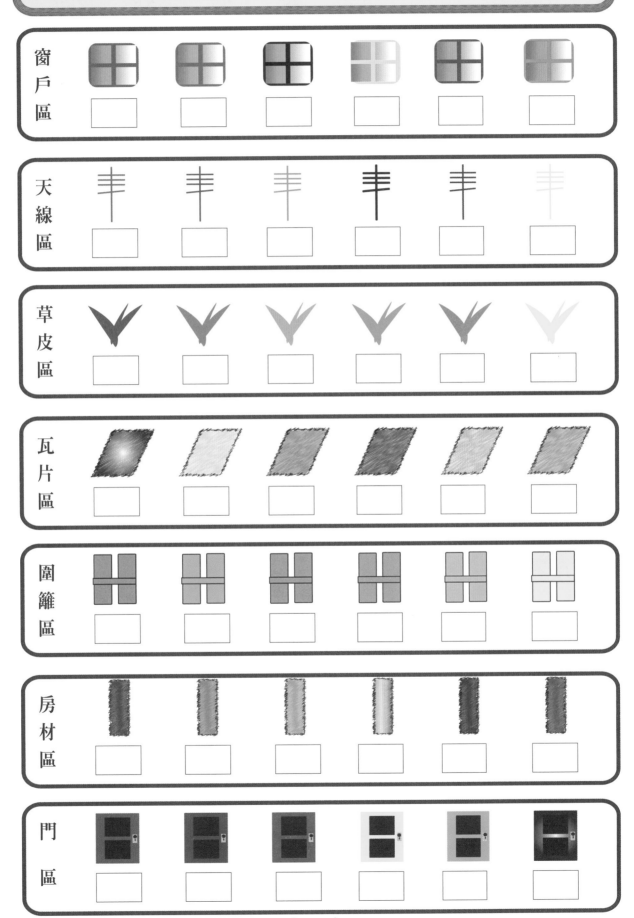

窗戶區

天線區

草皮區

瓦片區

圍籬區

房材區

門區

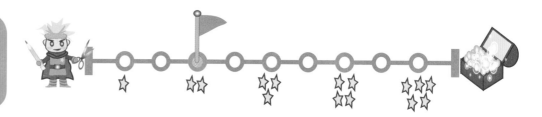

可以這樣幫助孩子

● 遊戲之前可以先教導小朋友基礎的金錢概念，如 28 的 2 代表十位數即 10 元，8 代表個位數即 1 元，再去數數看各需要幾個，一開始使用真的硬幣會更貼近生活唷！

● 如果小朋友已經具備基礎概念，可以延伸教導 5 個 10 元可換一個 50 元，5 個 1 元可換一個 5 元的概念，家長可以再準備一張紙畫上 1、5、10、50 元的硬幣讓小朋友練習。

本關卡可以獲得的能力

☐ 物體恆常
☐ 視覺完形
☐ 硬幣與金錢概念
☐ 加減概念（視題目難度）
☐ 視覺想像

Ps. 紅色為主要可獲得的能力。

新居落成囉！可以開始著手佈置家裡的空間了。不過得先採買家具才能開始佈置喔！我們先到家具行採買家具吧！

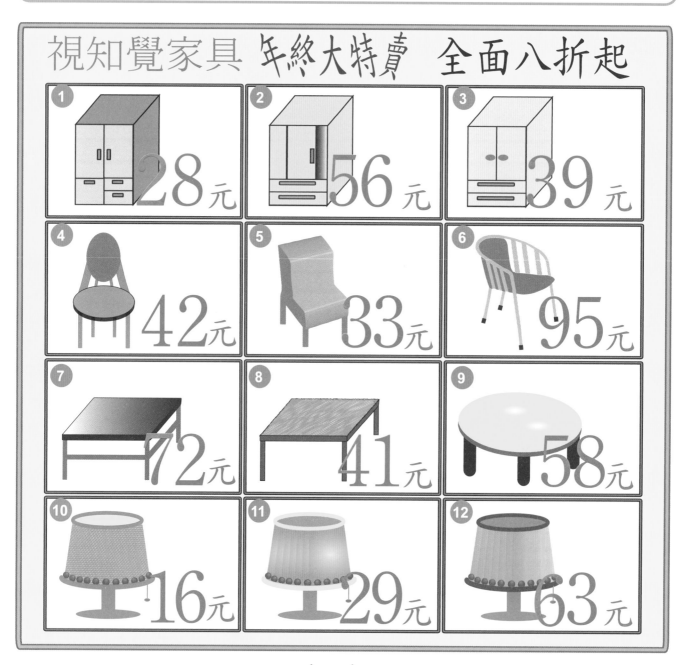

→ 這間家具行的家具好像怪怪的，**Part1** 區的家具都變形了，原來這是老闆的創意，如果確定要購買老闆就會幫你恢復原狀囉！不過，要購買前還是得先知道每件家具的價格，請對照題目區的價格及圖形來估算遊戲區家具的價格吧！（小提示：例如第一題的家具經對照後確定為 28 元，即用色鉛筆在 2 個 10 元與 8 個 1 元內塗滿顏色。）

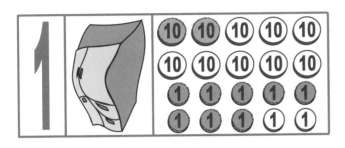

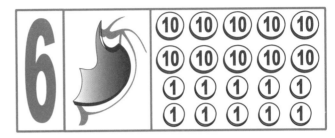

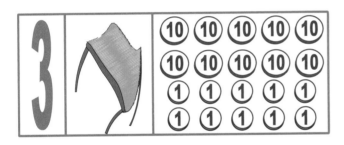

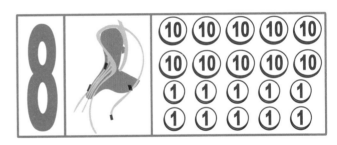

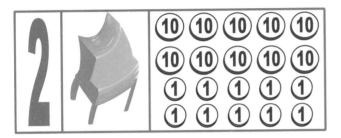

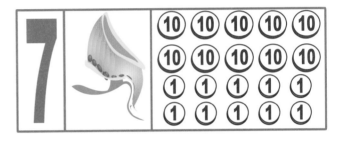

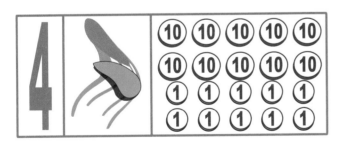

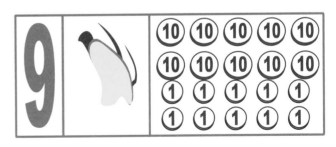

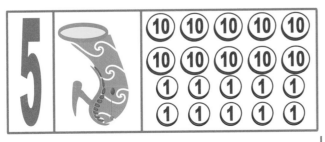

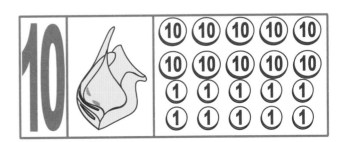

Part 2

→哇！ PART2 裡的家具變形的更嚴重了，小朋友還是找的出來嗎？購買前還是得先知道每件家具的價格，請對照題目區的價格及圖形來估算遊戲區家具的價格吧！（小提示：例如第一題的家具經對照後確定為 28 元，即用色鉛筆在 2 個 10 元與 8 個 1 元內塗滿顏色。）

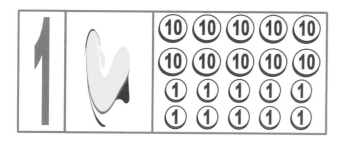

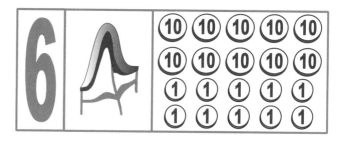

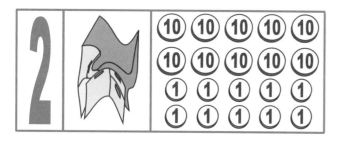

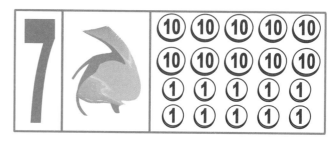

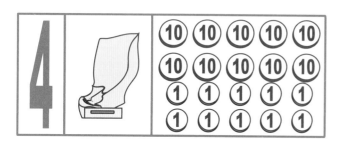

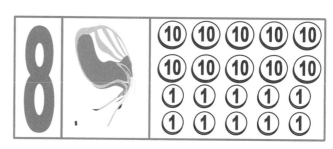

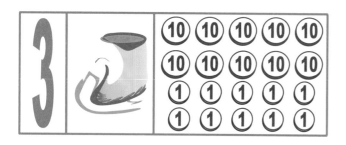

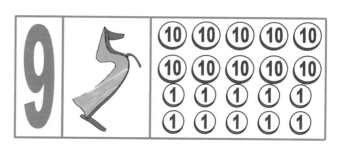

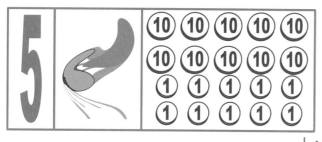

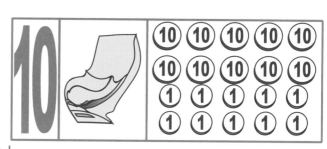

Part 3

→ **PART3** 區的家具更難辨識囉！是家具的空照圖，難度較高，購買前還是得先知道每件家具的價格，請對照題目區的價格及圖形來估算遊戲區家具的價格，並且用色鉛筆塗上正確的價格。（小提示：家長可以視小朋友的能力斟酌，建議可先以對照的方式教導小朋友，待小朋友可以找出正確的家具後再開始進行遊戲。）

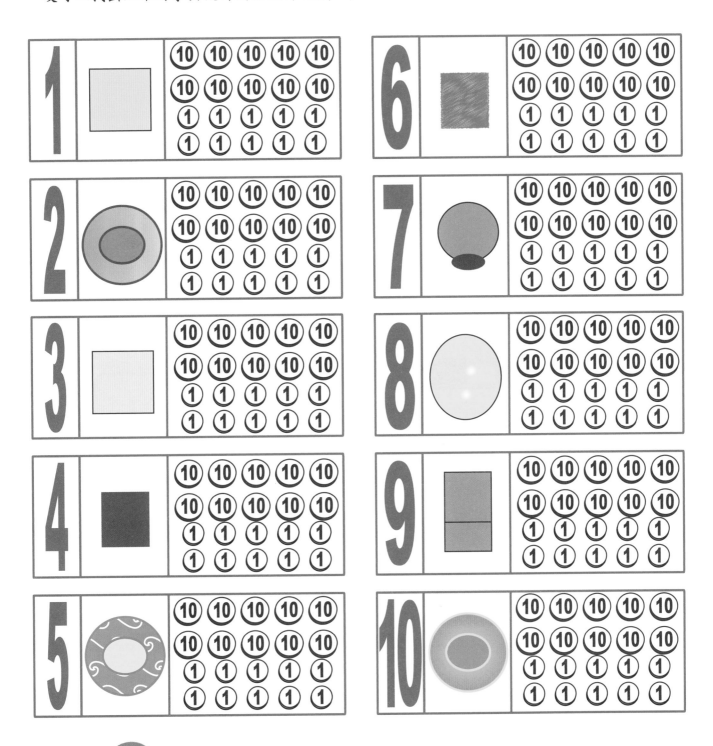

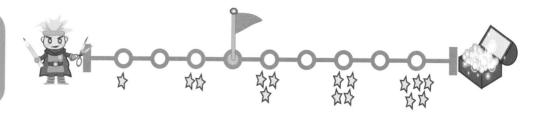

可以這樣幫助孩子

- 玩 PART1 的遊戲時，可以先請小朋友先在左頁的題目區中找出右頁遊戲區中紅色「市」的所屬區塊，然後再在該區域內找出藍色「區」的所屬區塊，然後將對應的數字填入右頁遊戲區的空格內。
- 玩 PART2 的遊戲時，建議家長先教導小朋友了解建築物位於某條路上的意義，這樣才能讓遊戲順暢進行唷！

本關卡可以獲得的能力

- ☐ 視覺區辨
- ☐ 視覺記憶
- ☐ 視覺前景背景
- ☐ 視覺對照
- ☐ 地圖與郵遞區號概念

Ps.紅色為主要可獲得的能力。

買完家具，終於佈置好自己的家囉！現在我們要寄信給親朋好友，請大家來家裡玩，一起分享新家的喜悅。

Part 1

→請小朋友幫忙在右頁的遊戲區中填寫每封信的郵遞區號唷！請比照左頁的題目區裡的市及區，找出正確的顏色及圖形就可以找到郵遞區號，並用鉛筆寫下來。

視知覺地區郵遞區號一覽表

▲ □ 市

		區	101
		區	102
		區	103
		區	104
		區	105
		區	106

□ ▲ 市

		區	301
		區	302
		區	303
		區	304
		區	305
		區	306

▲ ● 市

		區	201
		區	202
		區	203
		區	204
		區	205
		區	206

● ▲ 市

		區	401
		區	402
		區	403
		區	404
		區	405
		區	406

地　　　區	郵遞區號	地　　　區	郵遞區號
■▲市 ●▲區	**302**	▲■市 ■■區	
▲■市 ▲✦區		■▲市 ▲▼區	
●▲市 ▲▲區		▲■市 ✦●區	
▲●市 ✦●區		●▲市 ✦✦區	
▲●市 ✦▲區		▲●市 ●◆區	
▲■市 ／✦區		▲■市 ▲✦區	
■▲市 ▲●區		▲●市 ✦▲區	
●▲市 ▼▼區		▲■市 ◆●區	
▲●市 ◆◆區		●▲市 ⬠⬠區	

Part 2

→填寫好郵遞區號後，請你也幫忙將地址填上去，加油！請對照左頁題目區的圖形，找出右頁遊戲區的市及路名，並用鉛筆畫上符合的圖形。（小提示：如紅圈處之例題，請先填寫每張地圖右上方的某某市，再填寫每個地點所在的路名）

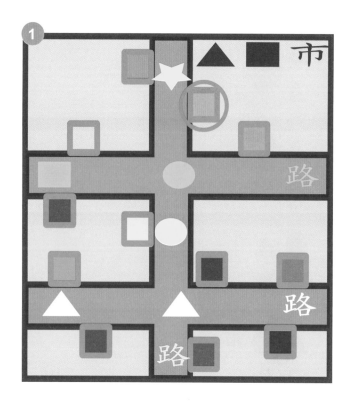

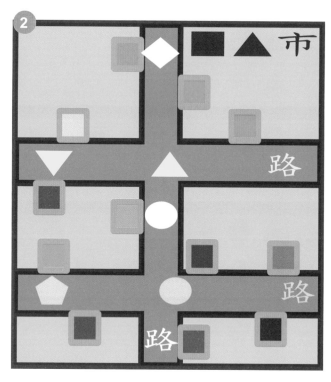

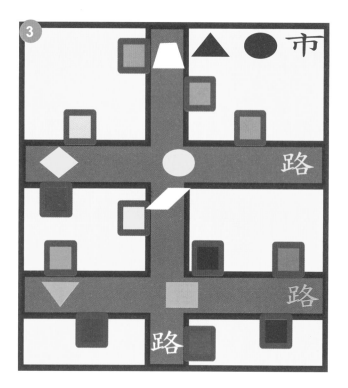

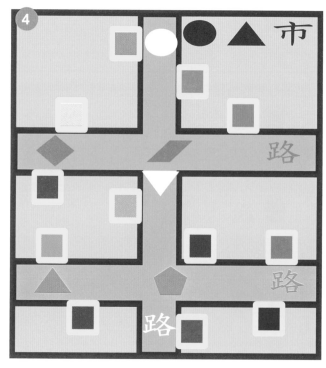

	▲ ■ 市 ★ ● 路
	市　　路
	市　　路
	市　　路
	市　　路
	市　　路
	市　　路
	市　　路
	市　　路
	市　　路

	市　　路
	市　　路
	市　　路
	市　　路
	市　　路
	市　　路
	市　　路
	市　　路
	市　　路

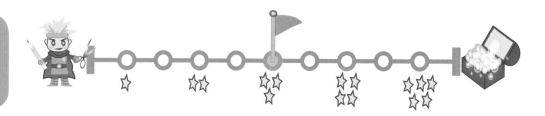

住-5
室內設計師

把家具買好後，終於可以好好佈置家裡囉！不過，在這之前得先把設計圖畫出來，這樣才能把空間發揮最大的效用，現在我們就來看看設計圖，數數看裡面有哪些家具，每種家具有幾個，檢視一下剛剛採買的家具數量夠不夠？

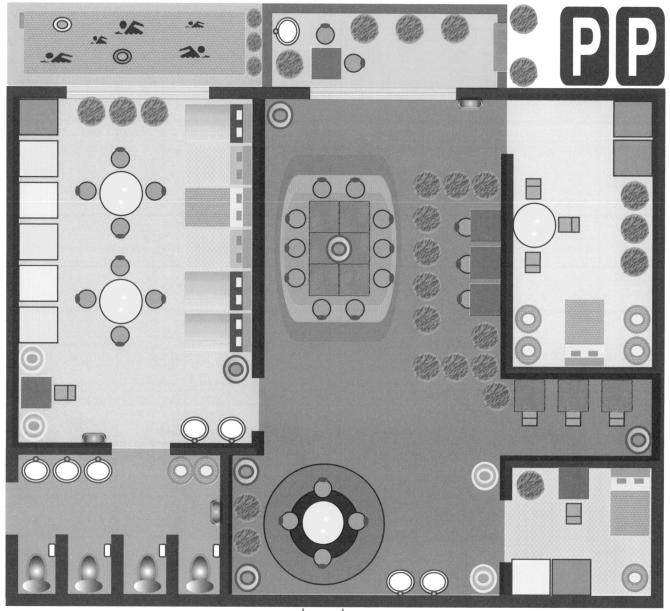

→小朋友請數數看，以下遊戲區的家具在題目區中的設計圖裡各有幾個，並把答案寫在下方的格子內。

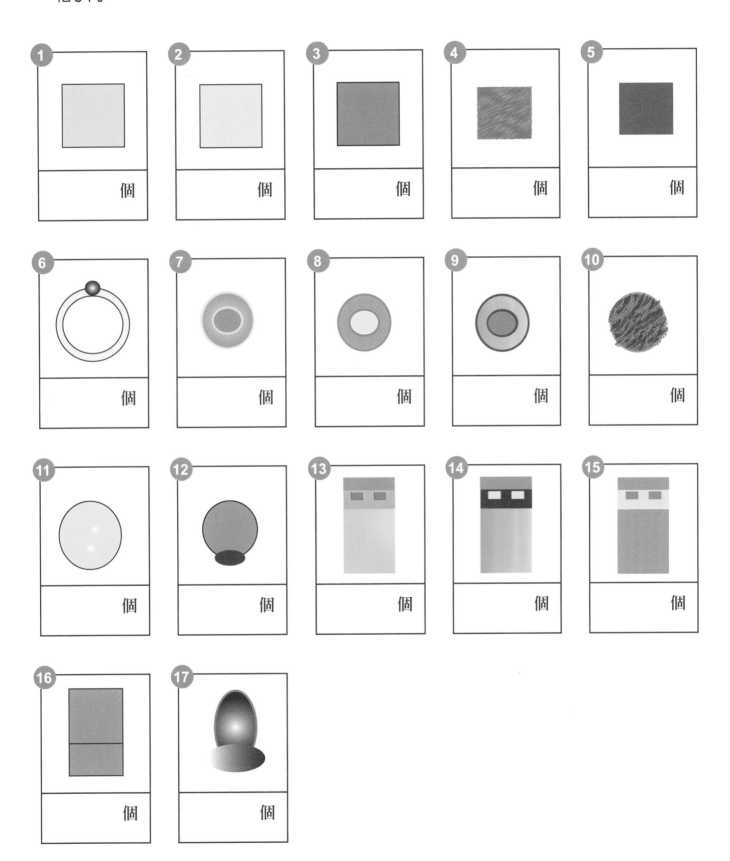

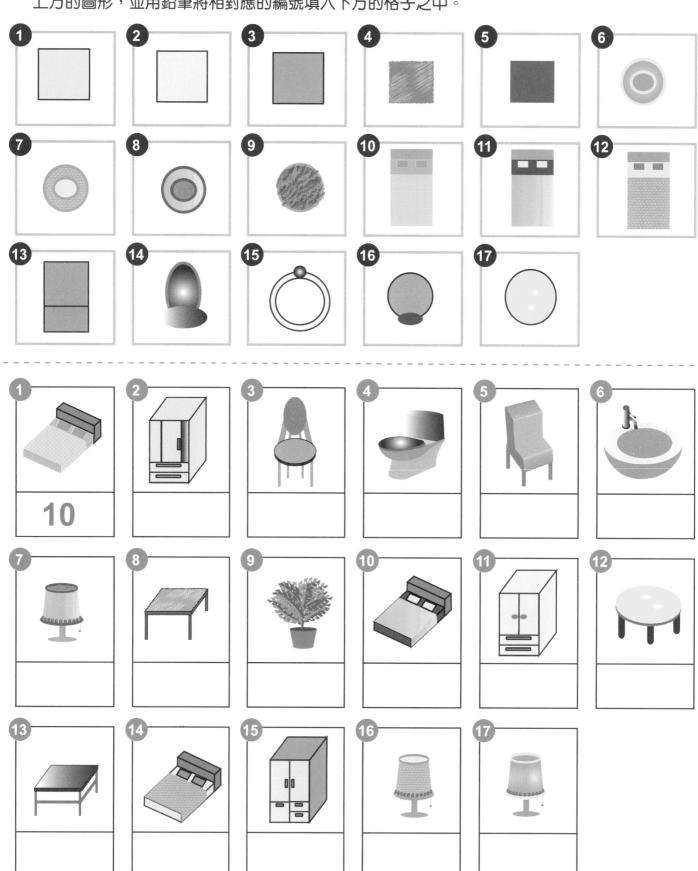

Part 2

→請想想看,上面的這些平面圖如果變成立體的實際物品,會是什麼樣子呢?小朋友,請比對上方的圖形,並用鉛筆將相對應的編號填入下方的格子之中。

114

→小朋友，現在你了解設計圖中各種家具平面圖的原貌了吧！那我們再來數一次看看吧！請比對遊戲區中的家具在題目區中的設計圖中各有幾個，並把答案寫在下方的格子中。

1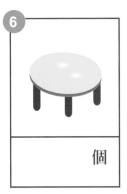
　3　個

2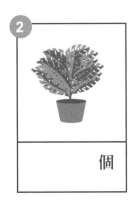
　　個

3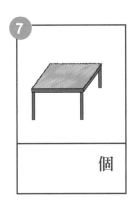
　　個

4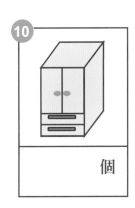
　　個

5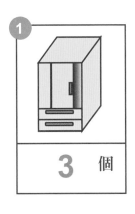
　　個

6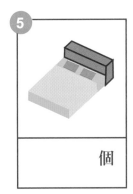
　　個

7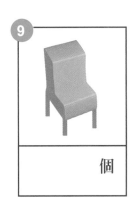
　　個

8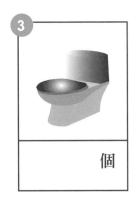
　　個

9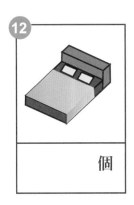
　　個

10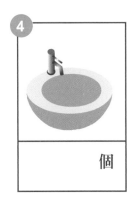
　　個

11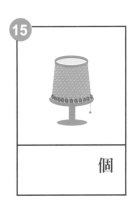
　　個

12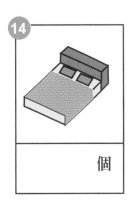
　　個

13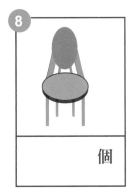
　　個

14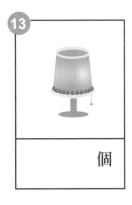
　　個

15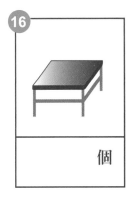
　　個

16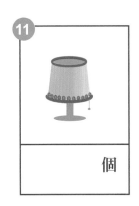
　　個

17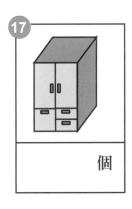
　　個

專注力
小提示

建議可以將題目區印下來，這樣小朋友會比較容易對照唷！

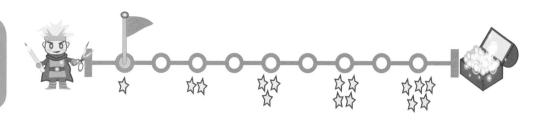

可以這樣幫助孩子

- 其實玩 part1 的時候只要請小朋友記住每層樓其中一個人物即可，如果小朋友一開始記不住的話，可以將這個策略提供給他們。
- 玩 PART2 的時候，建議可以先以分層的方式請小朋友記住，如先記一樓，然後先翻過去選答案；如果小朋友已有進步，可以漸漸增加記憶的樓層數。

本關卡可以獲得的能力

- ☐ 視覺記憶
- ☐ 視覺排列記憶
- ☐ 視覺區辨
- ☐ 樓層概念

Ps.紅色為主要可獲得的能力。

搬來這邊已經好幾天，可是都還不認識鄰居們，趁現在鄰居都在家，我們一起來認識鄰居們，並把他們各住在哪層樓都記起來吧！

→ 請在 5 分鐘內記住下方題目區裡各層樓住的鄰居有哪些，然後翻頁至 PART1 遊戲區連連看，考驗一下自己的記性。

Part 1

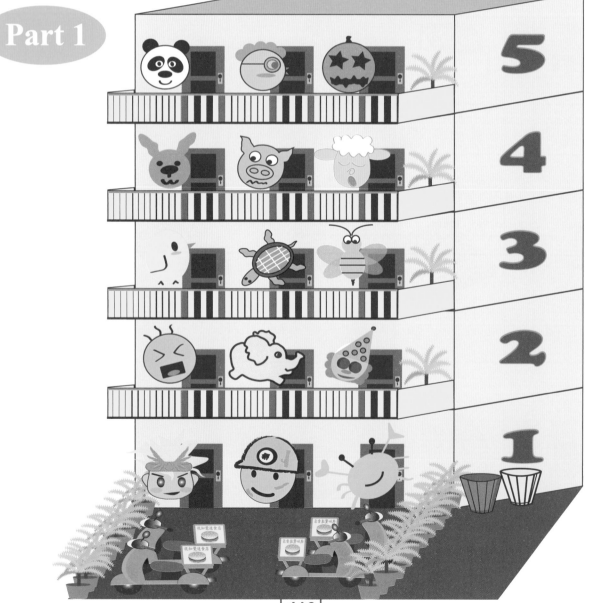

Part 2

→ 現在更難囉！請在 **10 分鐘**內記住下方題目區中各層樓住的鄰居，然後翻頁到 **PART2** 遊戲區中找找看每層樓住著誰，請把問號處的鄰居找出來並圈起來吧！

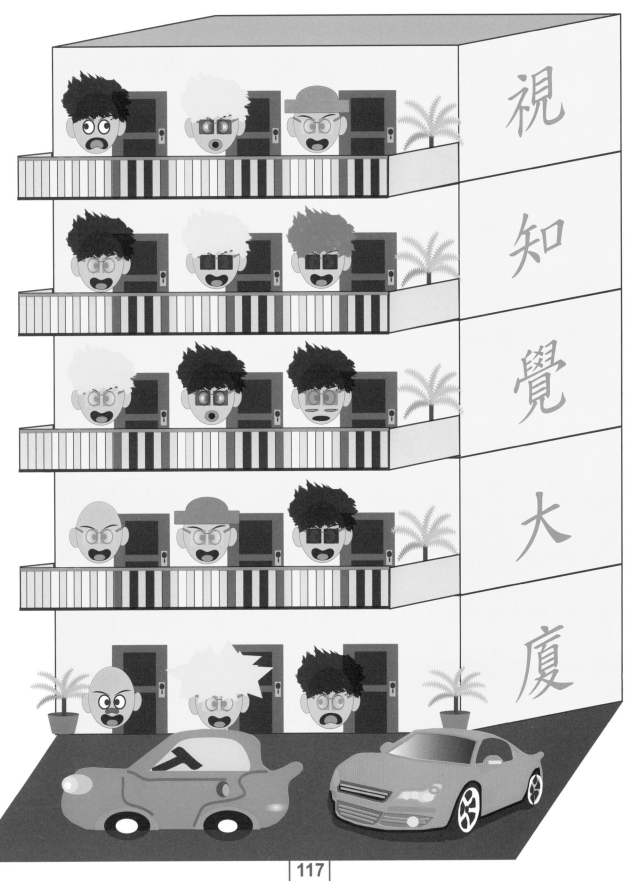

→請回想看看鄰居們住在哪一樓呢？連將他們和正確的樓層連起來吧！

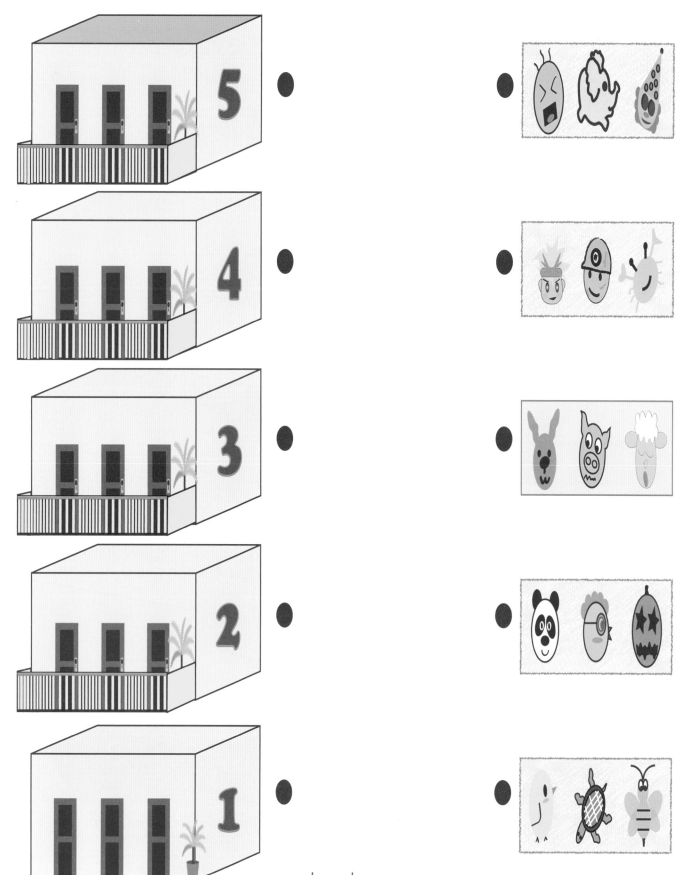

→請回想看看每層樓少了哪些鄰居，並用鉛筆將正確的臉孔圈出來吧！

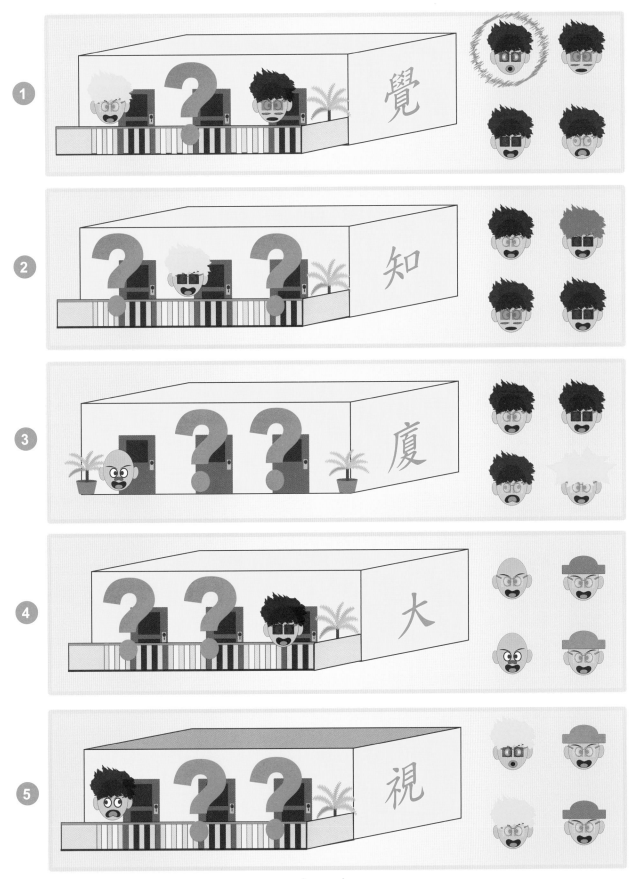

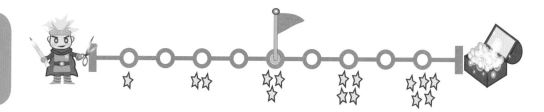

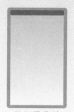

住-7
搭電梯

可以這樣幫助孩子

- 不需要擔心小朋友不認識國字，因為小朋友可以對照著看，所以把國字當成圖像來辨識即可，在日常生活中，如果不識字的小朋友具備辨識文字圖形的能力，也可以幫大人許多忙，例如，給他紙條請他幫忙找罐頭、書籍等有商標的物品。
- 本單元提供三類型的題目供小朋友學習使用電梯。模擬真實的電梯按鍵，可以藉機教小朋友樓層的概念，之後到公共場所可以讓小朋友學著按電梯唷！

本關卡可以獲得的能力

- ☐ 視覺前景背景
- ☐ 物體恆常
- ☐ 空間概念
- ☐ 視覺區辨
- ☐ 視覺想像

Ps.紅色為主要可獲得的能力。

住家的隔壁就是知名的購物商城，讓我們一起來逛一逛，看看還有哪些物品尚未買齊，不過因為樓層過高，不方便爬樓梯，所以讓我們一起搭電梯吧！

→ 下面的題目區裡共有十二個樓層，請小朋友先看看每個樓層裡有哪些商家？

視知覺大廈 各樓層介紹

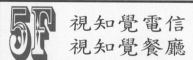 11F 視知覺安養院 視知覺玩具店
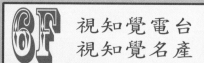 12F 總裁辦公室

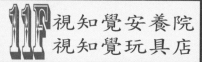 9F 視知覺火鍋店 視知覺電器行
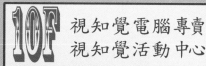 10F 視知覺電腦專賣 視知覺活動中心

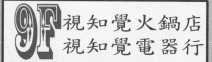 7F 視知覺百貨 視知覺旅行社
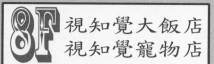 8F 視知覺大飯店 視知覺寵物店

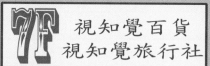 5F 視知覺電信 視知覺餐廳
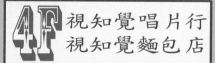 6F 視知覺電台 視知覺名產

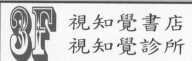 3F 視知覺書店 視知覺診所
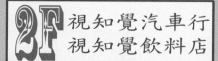 4F 視知覺唱片行 視知覺麵包店

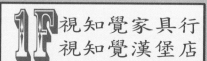 1F 視知覺家具行 視知覺漢堡店
2F 視知覺汽車行 視知覺飲料店

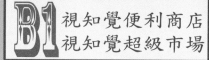 B1 視知覺便利商店 視知覺超級市場
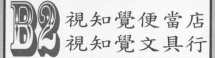 B2 視知覺便當店 視知覺文具行

視知覺電梯
股份有限公
司負責保養
0911115524
04-22713613

→ 首先，請小朋友先看看下列各商家的店名，之後到左頁的題目區中去找找看他們位於哪個樓層，最後在下方的電梯按鍵盤中找到該樓層的按鍵，並用色鉛筆在按鍵上塗上與商家店名相同的顏色。

① 視知覺安養院　　② 視知覺便當店

③ 視知覺寵物店　　④ 視知覺火鍋店

⑤ 視知覺汽車行　　⑥ 視知覺電信

⑦ 視知覺活動中心　⑧ 視知覺名產

⑨ 視知覺便利商店　⑩ 視知覺麵包店

⑪ 視知覺家具行　　⑫ 視知覺書店

⑬ 視知覺百貨　　　⑭ 總裁辦公室

電梯按鍵盤

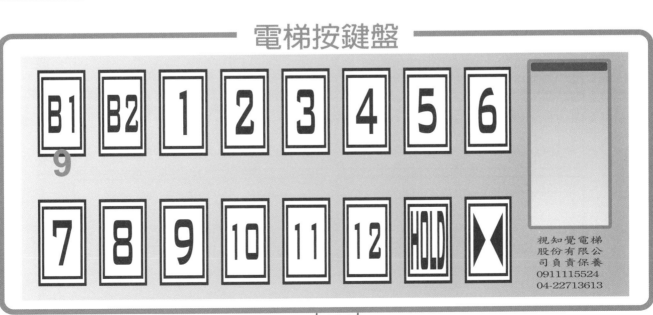

視知覺電梯
股份有限公
司負責保養
0911115524
04-22713613

→在完成 **PART1** 的遊戲之後，小朋友應該有基本概念了，現在請小朋友像之前一樣先看看下面遊戲區各商家的店名，然後再到題目區去找找看他們位於哪個樓層，最後用鉛筆將樓層的數字填在前方的方格中。

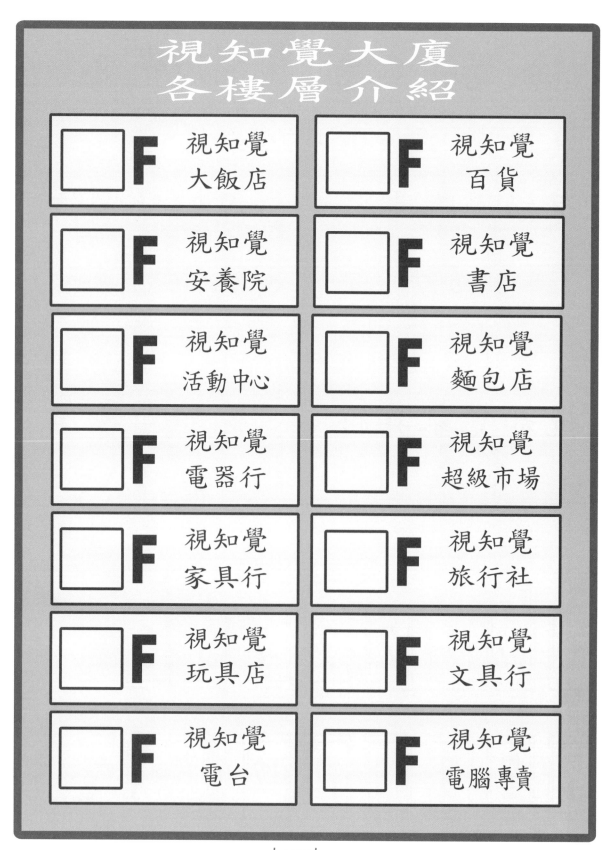

視知覺大廈
各樓層介紹

☐F 視知覺 大飯店	☐F 視知覺 百貨
☐F 視知覺 安養院	☐F 視知覺 書店
☐F 視知覺 活動中心	☐F 視知覺 麵包店
☐F 視知覺 電器行	☐F 視知覺 超級市場
☐F 視知覺 家具行	☐F 視知覺 旅行社
☐F 視知覺 玩具店	☐F 視知覺 文具行
☐F 視知覺 電台	☐F 視知覺 電腦專賣

→要購買東西還是規劃一下路線比較順暢，請小朋友像之前一樣先看看下面遊戲區各商家的店名，然後再到題目區去找找看他們位於哪個樓層，最後用鉛筆將樓層的數字填在下方的路徑方格中。

1

視知覺電信 ➡ 視知覺電器行 ➡ 視知覺電腦專賣 ➡

視知覺活動中心 ➡ 視知覺飲料店 ➡ 視知覺漢堡店 ➡

視知覺旅行社 ➡ 視知覺名產 ➡ 視知覺超級市場

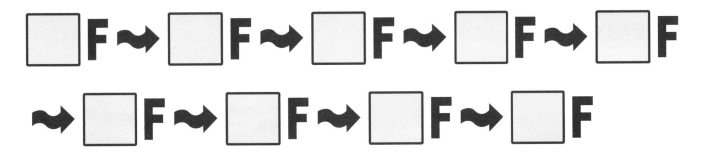

2

視知覺火鍋店 ➡ 視知覺大飯店 ➡ 視知覺安養院

➡ 視知覺電台 ➡ 視知覺文具行 ➡ 視知覺書店

➡ 視知覺唱片行 ➡ 視知覺家具行 ➡ 視知覺百貨

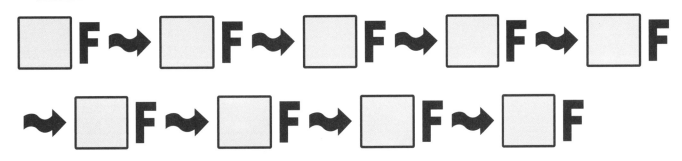

專注力小提示　如果小朋友會搞混寫到哪裡或該填入哪一格，家長可以在各家店名與下方空格的旁邊寫上編號以便對應。

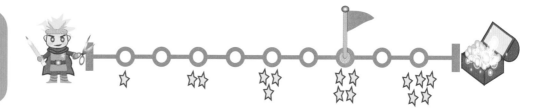

住-8
怎麼來我家？

可以這樣幫助孩子

- 最開始的 1 至 2 題可先用鉛筆在捷運路線圖上將路線畫出來，然後請小朋友用對照的方式填寫一次。
- 建議小朋友在作答前找出正確的路線並用手指頭或玩具車先走過一次後再開始作答。
- 在遊戲前可以先教導小朋友每條捷運線的站別名稱，尤其是英文字母的大小寫。

本關卡可以獲得的能力

- ☐ 視覺追尋
- ☐ 視覺記憶
- ☐ 組織規劃
- ☐ 視覺想像
- ☐ 視覺區辨

Ps.紅色為主要可獲得的能力。

還記得之前寄的邀請卡嗎？朋友們都決定在這個週末要來家裡拜訪囉！不過大家都不知道怎麼到你家，請你教教你的朋友怎麼搭捷運到你家吧！

→請依照捷運經過的起點、站數、始點與終點來幫忙朋友們規劃路線吧！（小提示：捷運圖中橫跨的土黃色路線也可以走唷！）

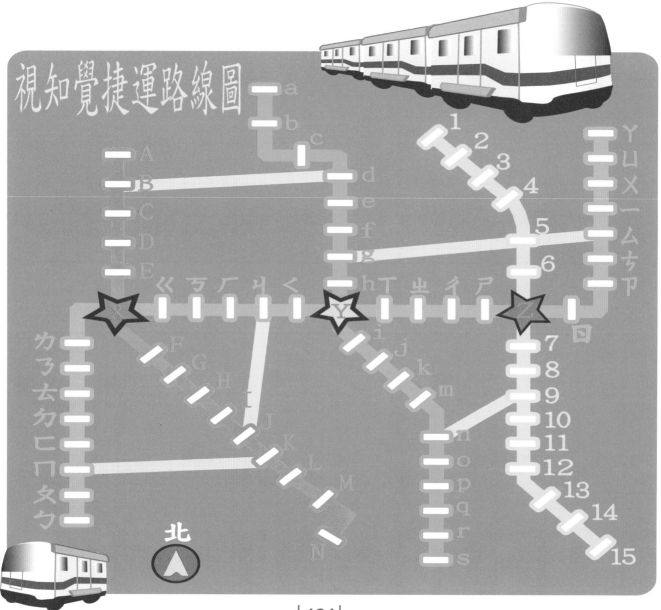

① →請問從 ▭A ──────▶ ▭m 要經過哪些捷運站呢？請比對題目區的捷運路徑圖將站名
　　一一找出來，並用色鉛筆填寫在遊戲區的方格中。（小提示：顏色也要相同喔！）

路線： A → ☐ → ☐ → ☐ → ☐ → ☐ → ☐

→ ☐ → ☐ → ☐ → ☐ → Y → ☐ → ☐

→ ☐ → m

---

② →請問從 ▭9 ──────▶ ▭ㄷ 要經過哪些捷運站呢？請比對題目區的捷運路徑圖將站名
　　一一找出來，並用色鉛筆填寫在遊戲區的方格中。（小提示：顏色也要相同喔！）

路線： 9 → n → ☐ → ☐ → ☐ → ☐ → ☐

→ ☐ → ㄐ → ☐ → K → ☐ → ㄷ

---

③ →請問從 ▭曰 ──────▶ ▭N 要經過哪些捷運站呢？請比對題目區的捷運路徑圖將站名
　　一一找出來，並用色鉛筆填寫在遊戲區的方格中。（小提示：顏色也要相同喔！）

路線： 曰 → ☐ → ☐ → ☐ → ☐ → n → ☐

→ ☐ → ☐ → ☐ → ☐ → ㄐ → ☐

→ ☐ → ☐ → ☐ → N

4 →請問從 🔲a ——→ 🔲ㄇ 要經過哪些捷運站呢？請比對題目區的捷運路徑圖將站名
一一找出來，並用色鉛筆填寫在遊戲區的方格中。（小提示：顏色也要相同喔！）

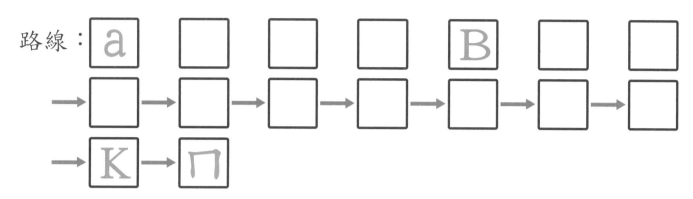

路線：a □ □ □ B □ □

→ □ → □ → □ → □ → □ → □ → □

→ K → ㄇ

---

5 →請問從 🔲12 ——→ 🔲g 要經過哪些捷運站呢？請比對題目區的捷運路徑圖將站名
一一找出來，並用色鉛筆填寫在遊戲區的方格中。（小提示：顏色也要相同喔！）

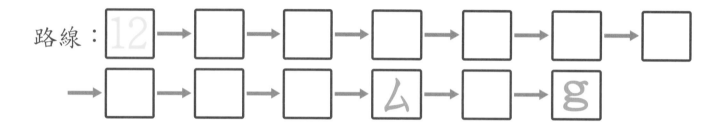

路線：12 → □ → □ → □ → □ → □ → □

→ □ → □ → □ → ㄙ → □ → g

---

6 →請問從 🔲ㄅ ——→ 🔲○ 要經過哪些捷運站呢？請比對題目區的捷運路徑圖將站名
一一找出來，並用色鉛筆填寫在遊戲區的方格中。（小提示：顏色也要相同喔！）

路線：ㄅ → □ → □ → □ → □ → ㄐ → □

→ □ → □ → □ → □ → □

→ □ → □ → □ → ○

7 →請問從 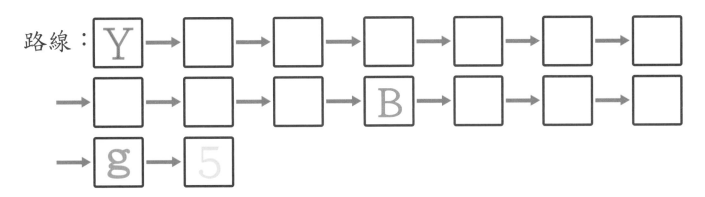 ⭐Y ──────→ □5 要經過哪些捷運站呢？請比對題目區的捷運路徑圖將站名
一一找出來，並用色鉛筆填寫在遊戲區的方格中。（小提示：顏色也要相同喔！）

路線： Y → ☐ → ☐ → ☐ → ☐ → ☐ → ☐

→ ☐ → ☐ → ☐ → B → ☐ → ☐ → ☐

→ g → 5

8 →請問從 □q ──────→ □5 要經過哪些捷運站呢？請比對題目區的捷運路徑圖將站名
一一找出來，並用色鉛筆填寫在遊戲區的方格中。（小提示：顏色也要相同喔！）

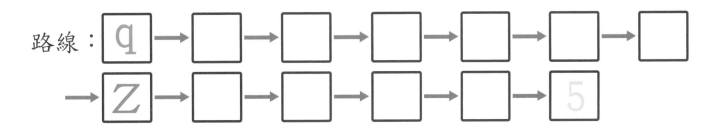

路線： q → ☐ → ☐ → ☐ → ☐ → ☐ → ☐

→ Z → ☐ → ☐ → ☐ → ☐ → 5

9 →請問從 □K ──────→ □d 要經過哪些捷運站呢？請比對題目區的捷運路徑圖將站名
一一找出來，並用色鉛筆填寫在遊戲區的方格中。（小提示：顏色也要相同喔！）

路線： K → ☐ → ☐ → ☐ → ☐ → ☐ → ☐

→ X → ☐ → ☐ → ☐ → ☐ → J → ☐

→ ☐ → ☐ → ☐ → g → ☐ → ☐ → d

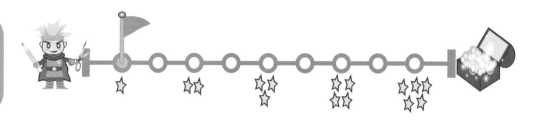

可以這樣幫助孩子

- PART1 水管的走向是依照英文字母的順序排列，因此較為簡單。
- PART2 水管走向沒有依照字母順序排列，以下將提供排列順序，有必要時可以給小朋友參考唷！
  F→A→K→M→I→L→G→C→H→V→U→D→T→B→
  S→N→R→Q→P→O→E→J
- 家長也可以把將遊戲區的水管影印下來並把每格水管都剪下來，讓小朋友實際去拼拼看，更有臨場感。

本關卡可以獲得的能力

- ☐ 視覺空間
- ☐ 順序概念
- ☐ 視覺想像
- ☐ 物體恆常
- ☐ 組合概念
- ☐ 路徑規劃

Ps. 紅色為主要可獲得的能力。

家裡的水管壞掉又找不到水管工人來修，只好自己修修看囉！請小朋友幫忙把斷掉的水管都接起來吧！

Part 1

→請小朋友判斷下方題目區中每個標示英文字母的空格內，需要接上哪個方向或型式的水管水流才能暢通，並在右頁遊戲區的水管中選擇出正確水管，並比對題目區將所代表的英文字母填在水管下方的空格中。

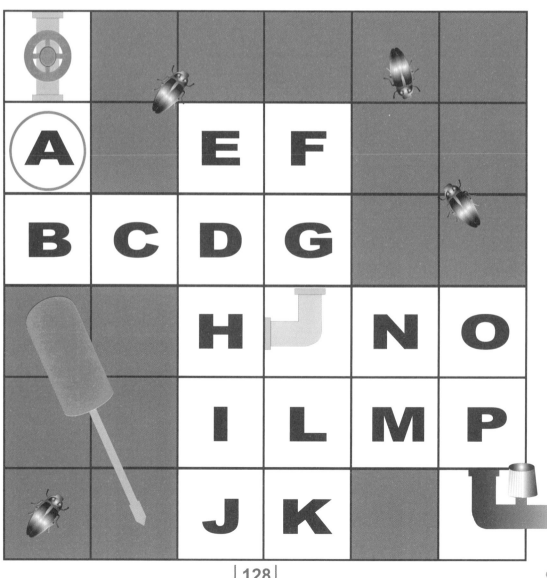

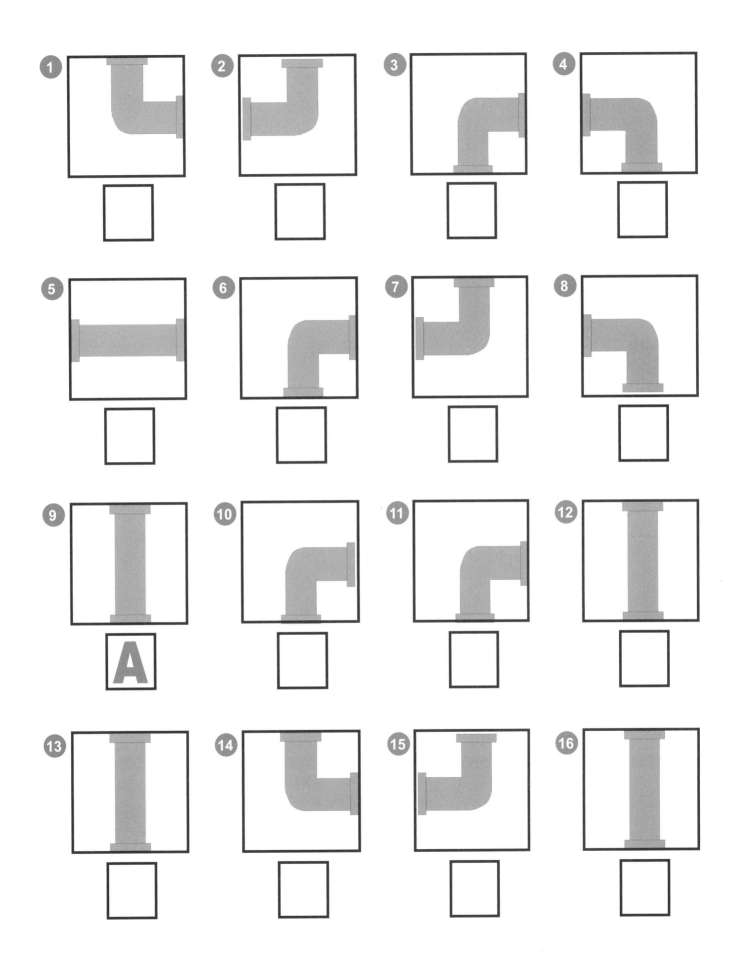

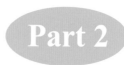
→小朋友，這一題比較難，要仔細想想唷！請小朋友判斷下方題目區中每個標示英文字母的空格內，需要接上哪個方向或型式的水管水流才能暢通，並在右頁遊戲區的水管中選擇出正確水管，並比對題目區將所代表的英文字母填在水管下方的空格中。

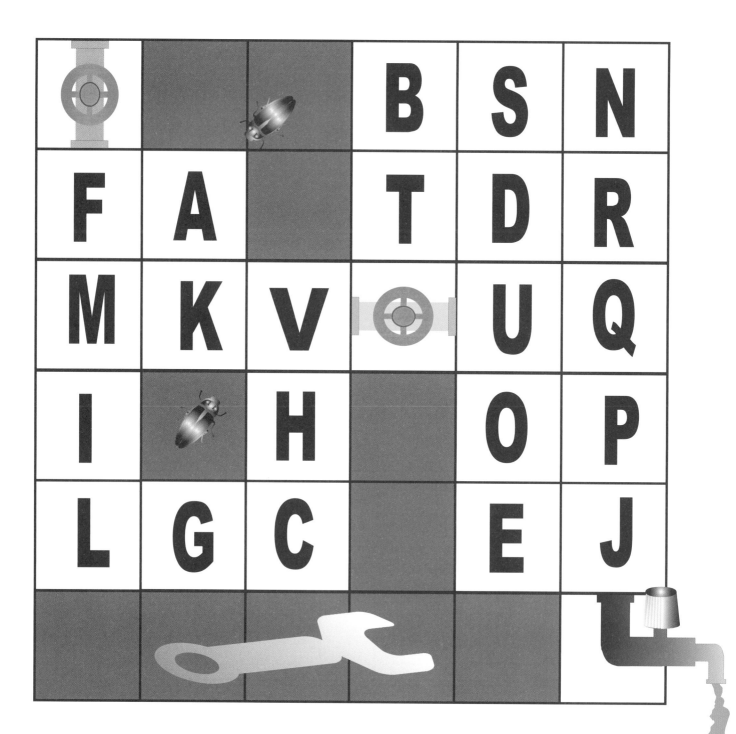

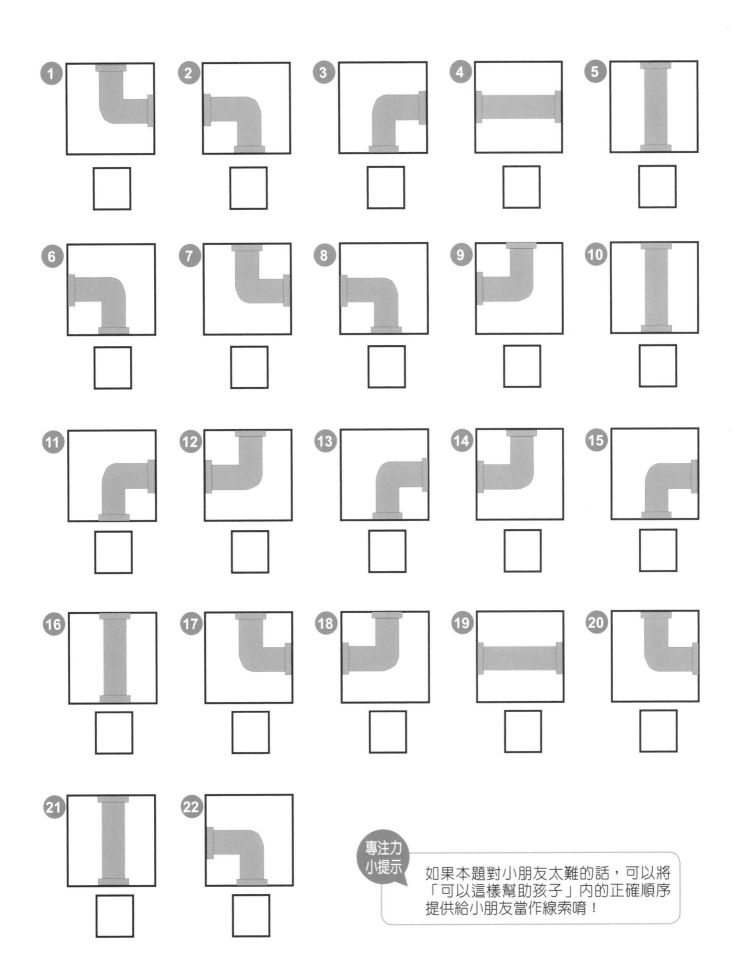

專注力
小提示
如果本題對小朋友太難的話，可以將
「可以這樣幫助孩子」內的正確順序
提供給小朋友當作線索唷！

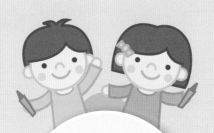

主題遊戲 **4** 行

行-1
收費站

行-2
停車場

行-3
找車牌

行-4
停車費

行-5-1
地圖著色

行-5-2
地圖著色

行-5-3
票價查詢

行-6
飛機座位表

行-7
輪胎規格

行-8
捷運收費

行-9
儀表板

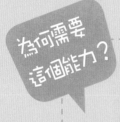為何需要
這個能力？

　　日常生活中舉凡停車、過收費站、坐飛機及捷運等都需要用到許多視覺認知技巧。停車時，我們必須記得停的位置在哪裡，這時就必須使用視覺記憶及視覺空間概念；搭飛機時，必須依照登機證上的資訊來找到正確的登機門及座位。搭捷運時，必須參考自動售票機上的票價圖，來決定到達目的地所需要的金額。

　　許許多多日常生活上有關交通方面的問題，都必須使用視覺認知技巧。本單元利用九個單元將日常生活中有關行的活動，以簡單、生動的遊戲方式來呈現，搭配實際活動，可達事半功倍的效果。

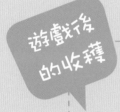遊戲後
的收穫

● 透過本單元所提供的遊戲，可以學習到許多有關「行」的相關知識，例如，過收費站、停車票卡、登機證等，孩子可以利用書中活動所學到的技巧，實際於日常生活中練習，可達事半功倍的效果。
● 本單元內 9 個遊戲單元涵蓋了視知覺的各種能力，透過貼近生活的題材，小朋友可以更加輕鬆的將這些能力融會貫通。
● 在遊戲中透過大人的指導，可以得到更多貼近生活的概念，例如：在乘坐捷運或是高鐵時，孩子就可以自行判斷票價的金額及座位所在。將本書活動實際運用於日常生活中，增加孩子的學習效率與動機。

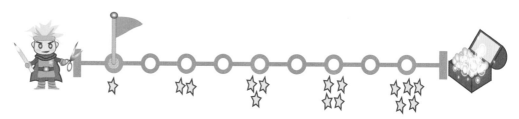

可以這樣幫助孩子

● 本遊戲模擬小客車經過收費站的情形，小朋友必須運用前景背景能力及視覺完形能力來判斷車子的多寡，然後選擇可以用最少時間通過的車道。

● 剛開始玩遊戲時，家長可以先讓小朋友數數看每一個車道的車子有幾輛，將數量寫在框框內。之後，家長可以自行指定要使用人工收費或電子收費，讓小朋友判斷哪一個車道車輛較少。

本關卡可以獲得的能力

☐ 視覺搜尋
☐ 視覺完形
☐ 前景背景
☐ 邏輯推理

→小朋友，數數看每一個車道有幾輛車？然後將數量填到下面的方框中。並且數一數，哪一個車道的車比較多，哪一個比較少？

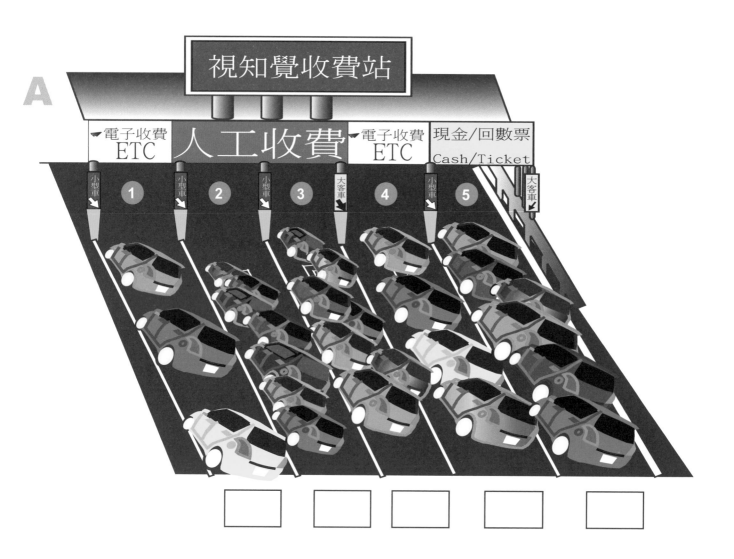

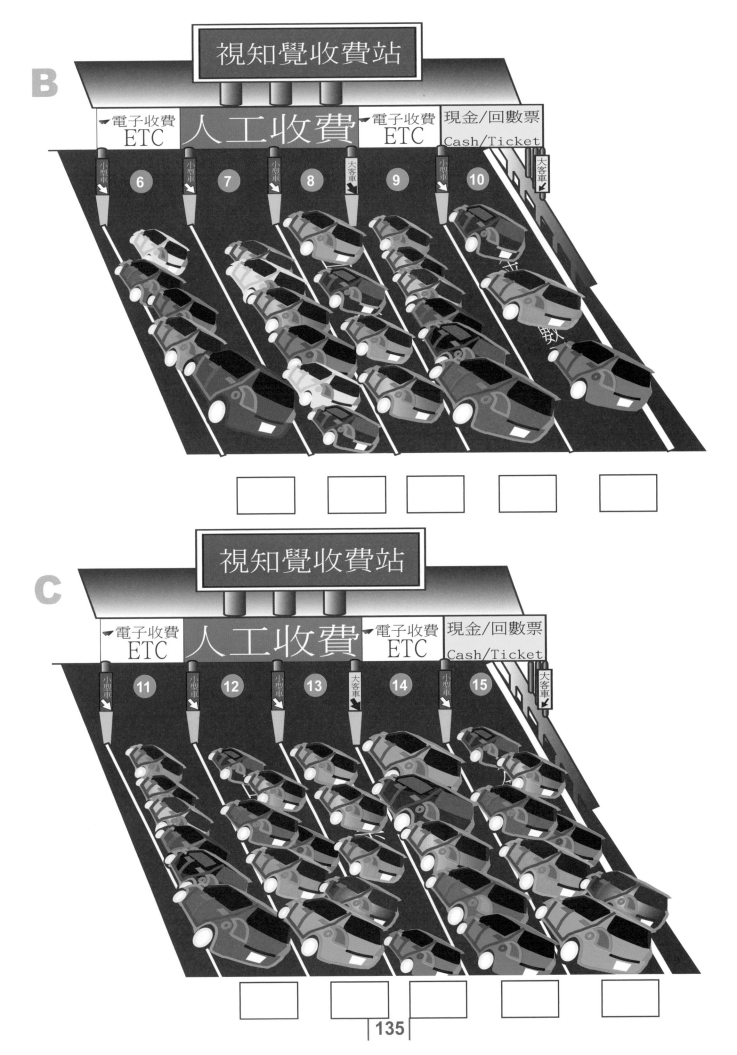

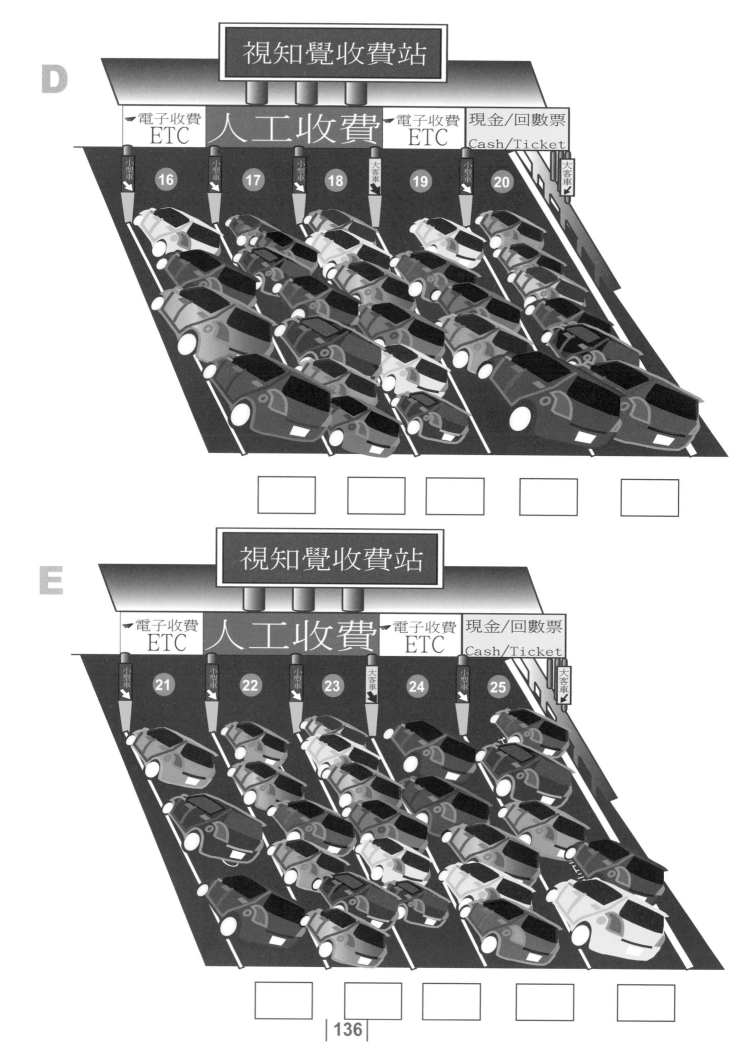

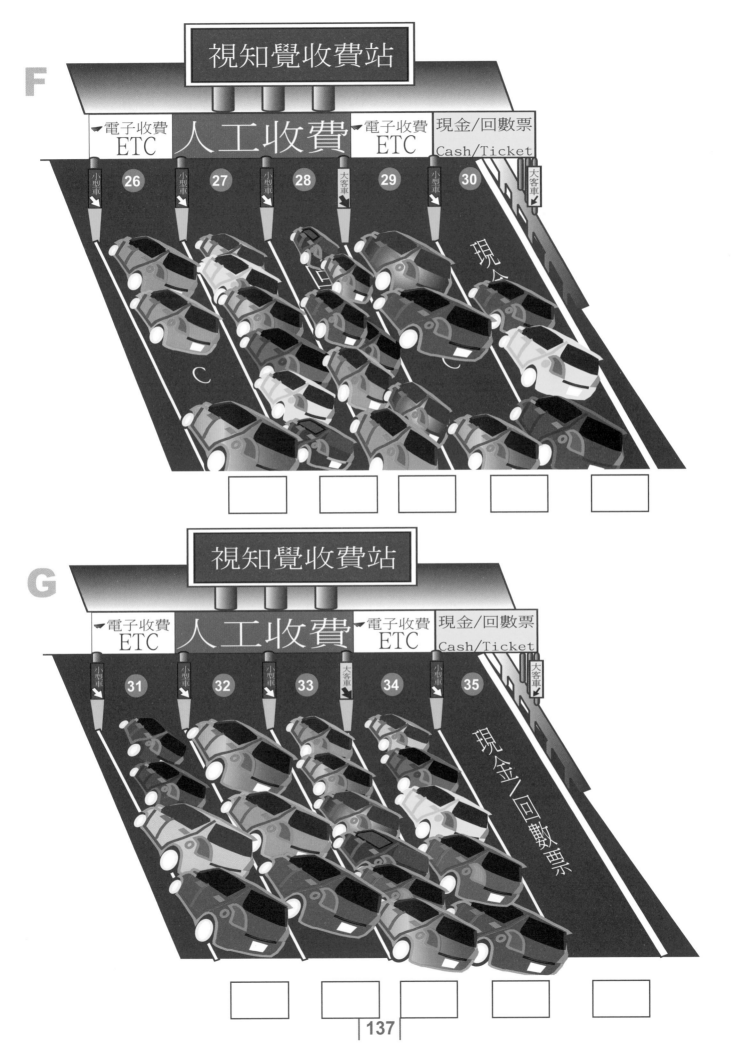

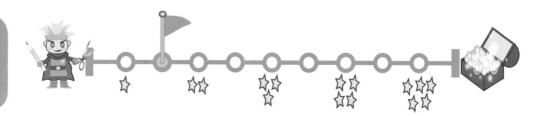

可以這樣幫助孩子

- 利用停車場平面圖來訓練孩子視覺記憶、視覺空間概念。
- 家長利用 Part1 題目區、Part2 題目區圖中的汽車圖案，使孩子先找到指定車輛停放於停車場何處並且將位置記起來，依序將指定車輛記住，然後於 Part1 遊戲區、Part2 遊戲區圖中指認停車位置。

本關卡可以獲得的能力

- ☐ 視覺記憶
- ☐ 視覺搜尋
- ☐ 視覺空間
- ☐ 前景背景

Part 1

→ 小朋友，找找看 Ⓐ、Ⓑ、Ⓒ 及 Ⓓ 號的車子停在下面停車場的哪一個地方？請把位置記起來喔！

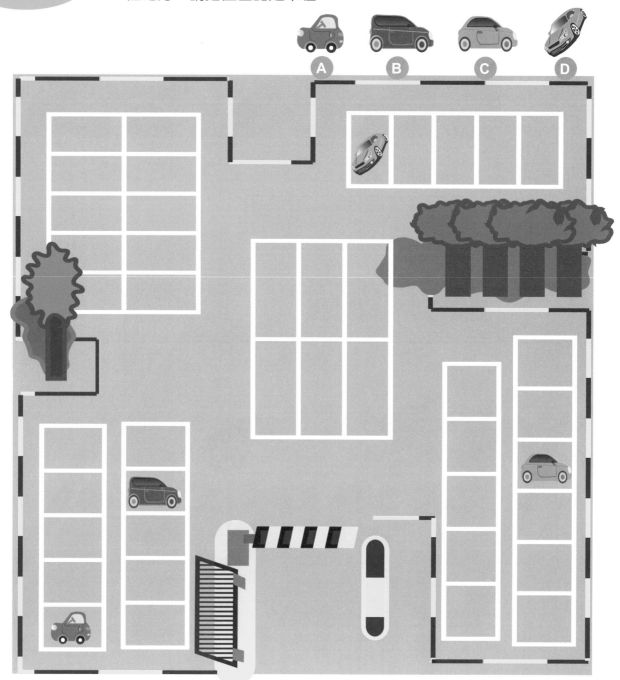

→小朋友，找找看 a、b、c、d 及 e 號的車子停在下面停車場的哪一個地方？請把位置記起來喔！

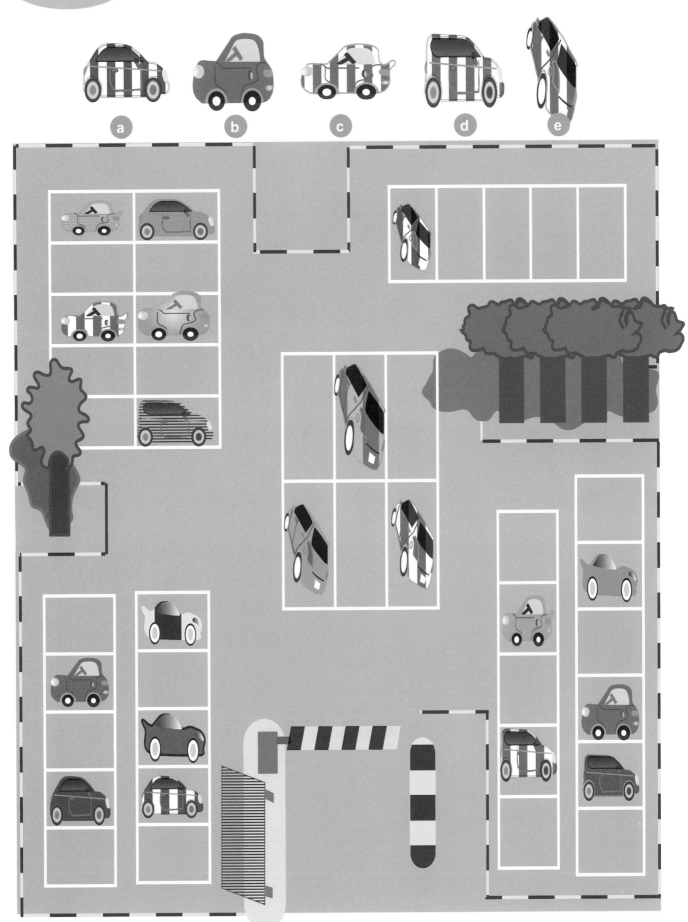

→小朋友，你還記得題目區的車子停在停車場的哪一個地方？在停車格內寫上車子的編號，將車子停在正確的停車格裡。

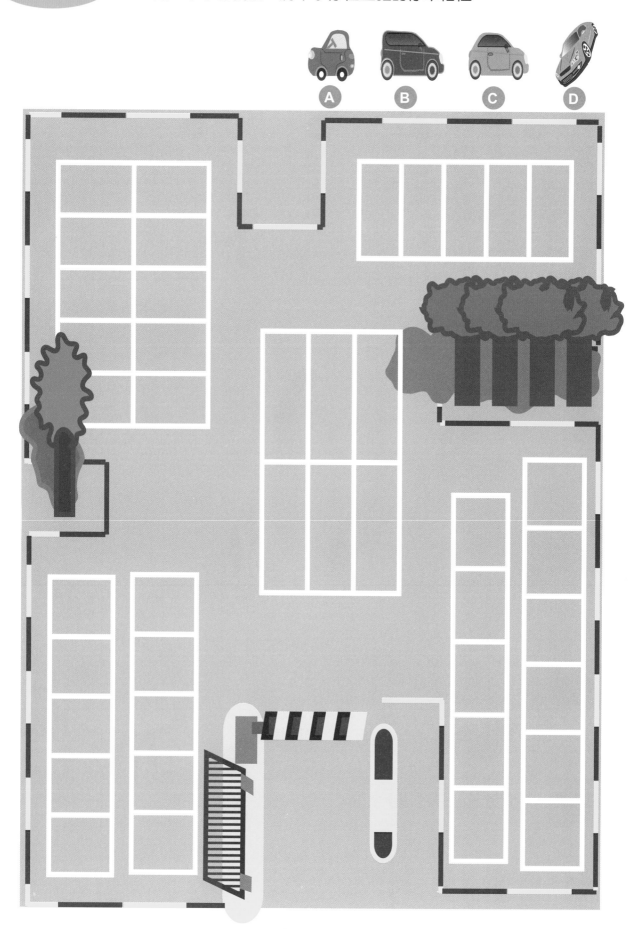

→小朋友，你還記得題目區的車子停在停車場的哪一個地方？在停車格內
寫上車子的編號，將車子停在正確的停車格裡。

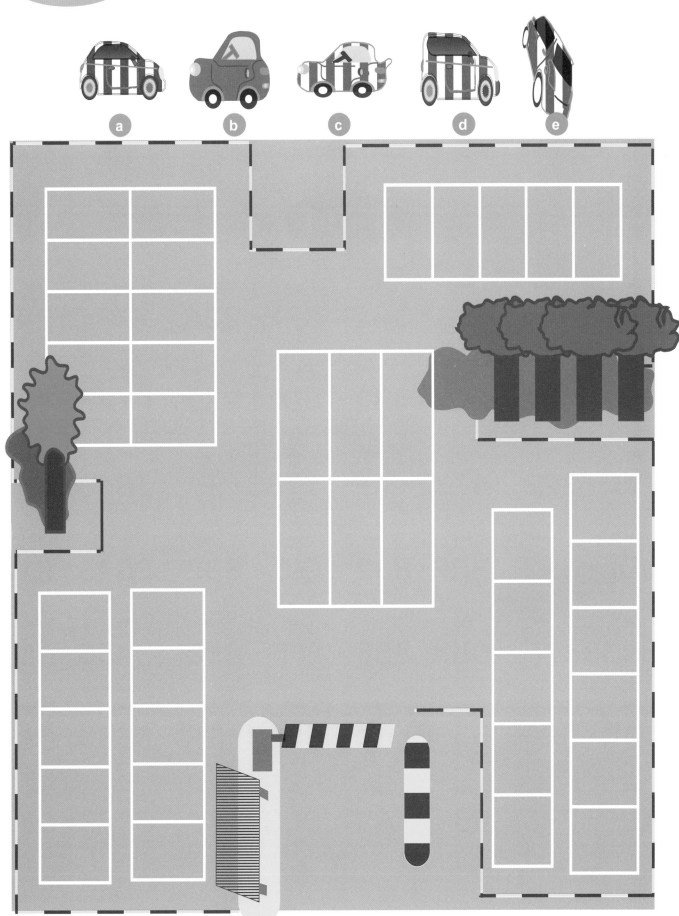

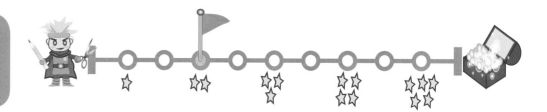

Part 1

台灣省	台灣省	台灣省	台灣省
JSH · 644	IAB · 362	KFH· 224	JOP · 134
0253· NZ	DCX· 482	UDI · 832	PYA· 848
TYJ · 723	4732· T F	7733· FY	2843· SS
UDI · 392	HRF· 832	QIC · 832	8843· JD
8833· TT	DKK· 888	FFF · 888	3456· OD
TDK· 666	5566· UD	3888· RR	6669· OK
ICJ · 783	9383· AB	DU3 · YY	8383· OI

→小朋友，下面的車牌被葉子遮住了，請你仔細看看，將正確的車牌號碼用鉛筆寫在車牌下方的空白處。（小提示：如果小朋友找不到，可以至左頁的題目區找一找，比對看看車牌可能是哪一個？）

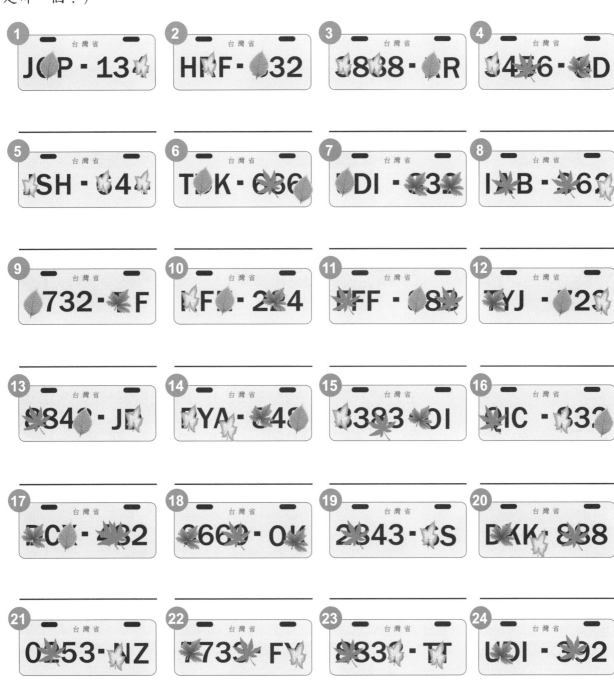

→ 小朋友，下面的題目區裡共有十五輛車，請你比對右頁遊戲區中在高速公路被警察拍下的違規超速車輛的照片，並依照照片中的車牌號碼，幫警察伯伯找出違規的車輛，並用鉛筆將車輛編號寫在照片下方的空格中。

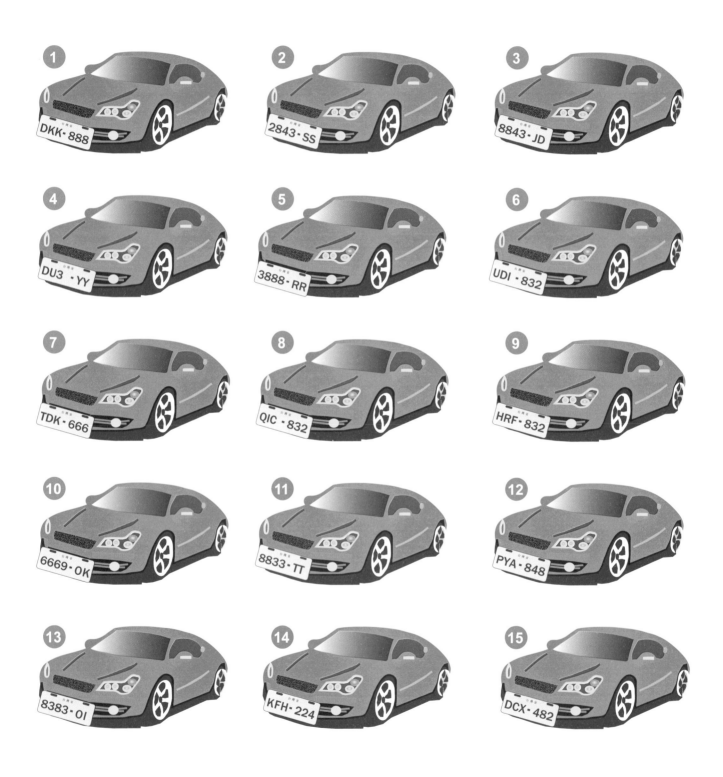

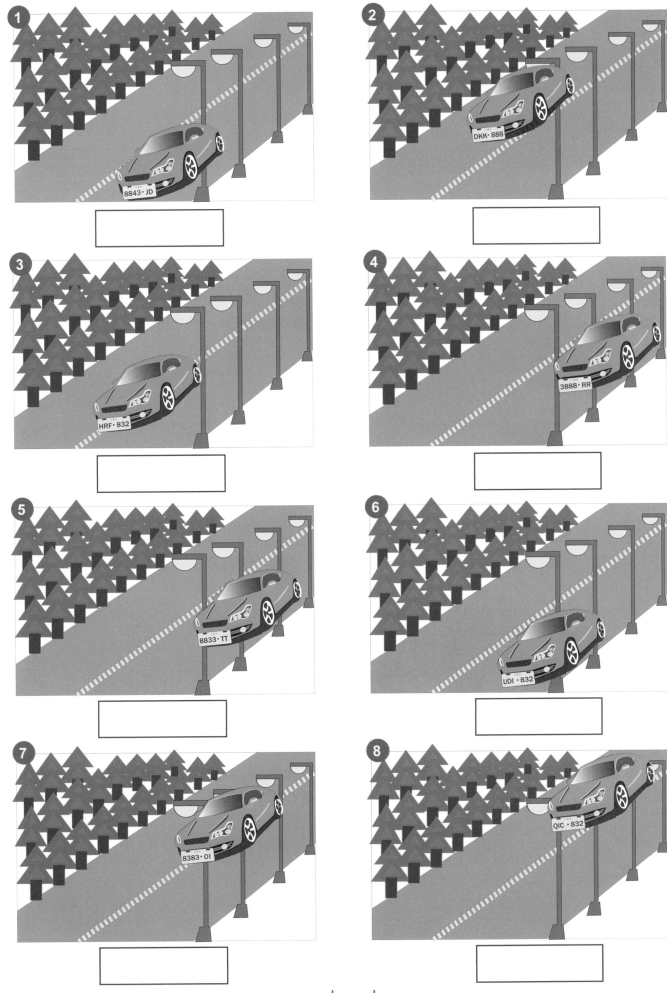

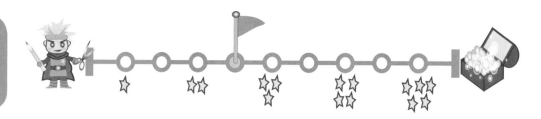

行-4
停車費

可以這樣幫助孩子
- 遊戲包含數種不同概念，包括認識地圖標誌、地圖座標概念、停車繳費單、繳費期限等日常生活所需技巧及概念。
- 建議父母可以逐項先跟孩子解釋座標的意義及找法後，再進行遊戲會比較容易。

本關卡可以獲得的能力
☐ 前景背景　　☐ 視覺區辨
☐ 視覺空間　　☐ 邏輯推理
☐ 視覺搜尋

Part 1

→小朋友！右頁有一張地圖，請問哪些停車場具有無障礙設施，它們分別位於哪一區？（小提示：家長可以指定地圖中的某一地點，請小朋友找出其位於地圖中的哪一區？例如：請問哪些停車場有廁所，它們分別位於哪一區？請問哪些停車場設有服務台，它們分別位於哪一區？請問哪些停車場設有電話，它們分別位於哪一區？）

地圖設施圖例

醫院	碼頭	電話	服務台	無障礙設施	廁所	餐廳	公園	停車場

停車繳費代繳超商標示

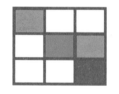 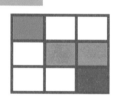 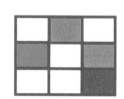 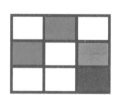

VP超商　　VD超商　　VM超商　　VS超商

專注力小秘訣

小朋友，找找看「城邦醫院」在下面地圖上的哪一個地方，找到之後將你的手指放在上面，然後分別往上及往左移動，就可以看到 A 和 1，所以「城邦醫院」就位於 A1 區域。又如「知三碼頭停車場」位於地圖上四個地區的話，必須全部寫出來，如：C1、C2、D1、D2。

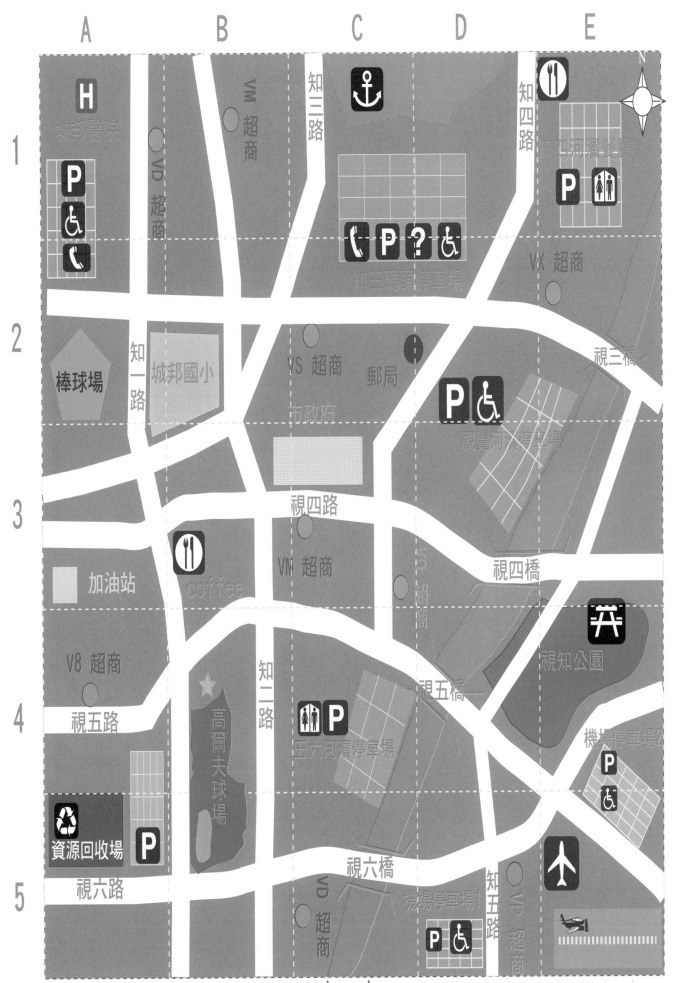

Part 2

→ 小朋友！下方共有十二張停車繳費單，請你幫忙比對看看，依據繳費單上的停車時間，總共需要多少停車費？並比對 part1 的地圖，找出停車的地點是在哪一區？並比對 part1 題目區的代繳超商圖，找出須在哪一家超商代繳？並用鉛筆填上。

1
台北市公有路邊停車場
繳費通知單
1234567
費率：小自客　　計時：20元
12345678901234
車號：0112NZ 車位編號：0175
　　　　停車地點：知四河濱
停車日期：100年2月16日
繳費期限：100年3月16日

繳費金額	停車時間	管理員簽章
20	13:20	劉奇鑫
40	14:20	劉奇鑫
60	15:20	劉奇鑫
80	16:20	劉奇鑫
100	17:20	劉奇鑫
120	18:20	
140	19:20	
160	19:20	
180	19:20	

代繳服務

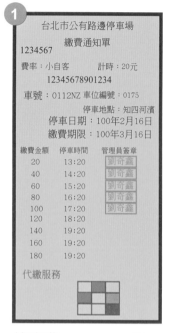

停車費：_____元

停車地點：_____

代繳超商：_____

2
台北市公有路邊停車場
繳費通知單
1234567
費率：小自客　　計時：20元
12345678901234
車號：0112NZ 車位編號：0175
　　　　停車地點：城邦醫院
停車日期：100年3月13日
繳費期限：100年4月13日

繳費金額	停車時間	管理員簽章
20	13:20	劉奇鑫
40	14:20	劉奇鑫
60	15:20	陳宜男
80	16:20	
100	17:20	
120	18:20	
140	19:20	
160	19:20	
180	19:20	

代繳服務

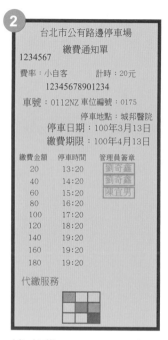

停車費：_____元

停車地點：_____

代繳超商：_____

3
台北市公有路邊停車場
繳費通知單
1234567
費率：小自客　　計時：20元
12345678901234
車號：0112NZ 車位編號：0175
　　　　停車地點：五六河濱
停車日期：100年5月04日
繳費期限：100年6月04日

繳費金額	停車時間	管理員簽章
20	13:20	劉奇鑫
40	14:20	劉奇鑫
60	15:20	劉奇鑫
80	16:20	劉奇鑫
100	17:20	劉奇鑫
120	18:20	劉奇鑫
140	19:20	
160	19:20	
180	19:20	

代繳服務

停車費：_____元

停車地點：_____

代繳超商：_____

4
台北市公有路邊停車場
繳費通知單
1234567
費率：小自客　　計時：20元
12345678901234
車號：0112NZ 車位編號：0175
　　　　停車地點：機場1
停車日期：100年6月29日
繳費期限：100年7月29日

繳費金額	停車時間	管理員簽章
20	13:20	劉奇鑫
40	14:20	劉奇鑫
60	15:20	劉奇鑫
80	16:20	劉奇鑫
100	17:20	劉奇鑫
120	18:20	劉奇鑫
140	19:20	劉奇鑫
160	19:20	劉奇鑫
180	19:20	

代繳服務

停車費：_____元

停車地點：_____

代繳超商：_____

5
台北市公有路邊停車場
繳費通知單
1234567
費率：小自客　　計時：20元
12345678901234
車號：0112NZ 車位編號：0175
　　　　停車地點：資源回收場
停車日期：100年4月22日
繳費期限：100年5月22日

繳費金額	停車時間	管理員簽章
20	13:20	劉奇鑫
40	14:20	劉奇鑫
60	15:20	劉奇鑫
80	16:20	
100	17:20	
120	18:20	
140	19:20	
160	19:20	
180	19:20	

代繳服務

停車費：_____元

停車地點：_____

代繳超商：_____

6
台北市公有路邊停車場
繳費通知單
1234567
費率：小自客　　計時：20元
12345678901234
車號：0112NZ　車位編號：0175
　　　　停車地點：知三碼頭
停車日期：100年1月10日
繳費期限：100年2月10日

繳費金額	停車時間	管理員簽章
20	13:20	劉奇鑫
40	14:20	陳宜男
60	15:20	陳宜男
80	16:20	陳宜男
100	17:20	
120	18:20	
140	19:20	
160	19:20	
180	19:20	

代繳服務

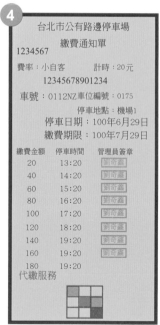

停車費：_____元

停車地點：_____

代繳超商：_____

7

台北市公有路邊停車場

繳費通知單

1234567

費率：小自客　　　計時：20元

12345678901234

車號：0112NZ車位編號：0175

停車地點：知四河濱

停車日期：100年11月8日

繳費期限：100年12月8日

繳費金額	停車時間	管理員簽章
20	13:20	劉奇鑫
40	14:20	劉奇鑫
60	15:20	劉奇鑫
80	16:20	劉奇鑫
100	17:20	劉奇鑫
120	18:20	劉奇鑫
140	19:20	劉奇鑫
160	19:20	
180	19:20	

代繳服務

停車費：_____元

停車地點：_____

代繳超商：_____

8

台北市公有路邊停車場

繳費通知單

1234567

費率：小自客　　　計時：20元

12345678901234

車號：0112NZ車位編號：0175

停車地點：機場2

停車日期：100年8月11日

繳費期限：100年9月11日

繳費金額	停車時間	管理員簽章
20	13:20	劉奇鑫
40	14:20	劉奇鑫
60	15:20	劉奇鑫
80	16:20	劉奇鑫
100	17:20	劉奇鑫
120	18:20	
140	19:20	
160	19:20	
180	19:20	

代繳服務

停車費：_____元

停車地點：_____

代繳超商：_____

9

台北市公有路邊停車場

繳費通知單

1234567

費率：小自客　　　計時：20元

12345678901234

車號：0112NZ車位編號：0175

停車地點：視覺河濱

停車日期：100年1月04日

繳費期限：100年2月04日

繳費金額	停車時間	管理員簽章
20	13:20	劉奇鑫
40	14:20	
60	15:20	
80	16:20	
100	17:20	
120	18:20	
140	19:20	
160	19:20	
180	19:20	

代繳服務

停車費：_____元

停車地點：_____

代繳超商：_____

10

台北市公有路邊停車場

繳費通知單

1234567

費率：小自客　　　計時：20元

12345678901234

車號：0112NZ　車位編號：0175

停車地點：知三碼頭

停車日期：100年1月10日

繳費期限：100年2月10日

繳費金額	停車時間	管理員簽章
20	13:20	陳宜男
40	14:20	陳宜男
60	15:20	陳宜男
80	16:20	陳宜男
100	17:20	
120	18:20	
140	19:20	
160	19:20	
180	19:20	

代繳服務

停車費：_____元

停車地點：_____

代繳超商：_____

11

台北市公有路邊停車場

繳費通知單

1234567

費率：小自客　　　計時：20元

12345678901234

車號：0112NZ車位編號：0175

停車地點：五六河濱

停車日期：100年5月26日

繳費期限：100年6月26日

繳費金額	停車時間	管理員簽章
20	13:20	劉奇鑫
40	14:20	劉奇鑫
60	15:20	劉奇鑫
80	16:20	劉奇鑫
100	17:20	
120	18:20	
140	19:20	
160	19:20	
180	19:20	

代繳服務

停車費：_____元

停車地點：_____

代繳超商：_____

12

台北市公有路邊停車場

繳費通知單

1234567

費率：小自客　　　計時：20元

12345678901234

車號：0112NZ車位編號：0175

停車地點：城邦醫院

停車日期：100年9月9日

繳費期限：100年10月9日

繳費金額	停車時間	管理員簽章
20	13:20	劉奇鑫
40	14:20	劉奇鑫
60	15:20	劉奇鑫
80	16:20	劉奇鑫
100	17:20	劉奇鑫
120	18:20	劉奇鑫
140	19:20	
160	19:20	
180	19:20	

代繳服務

停車費：_____元

停車地點：_____

代繳超商：_____

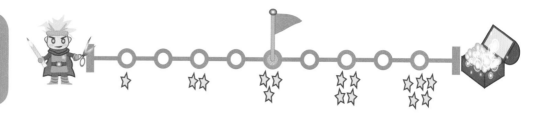

可以這樣幫助孩子

- 遊戲依照不同顏色來區分台灣北、中、南、東地區，小朋友可以藉此顏色的不同，學習地理相關位置概念。
- 少數幾個縣市區塊已旋轉過，請家長提醒孩子，雖然旋轉過仍為同一區塊。

本關卡可以獲得的能力
- □ 前景背景
- □ 物體恆常
- □ 視覺搜尋
- □ 空間概念

→ 請小朋友將右邊空白的縣市區塊，依照左方台灣全圖上北、中、南、東不同區塊用色鉛筆分別塗上不同顏色。（小提示：少數幾個縣市區塊已旋轉過，請家長提醒孩子，雖然旋轉過，但仍為同一區塊。）

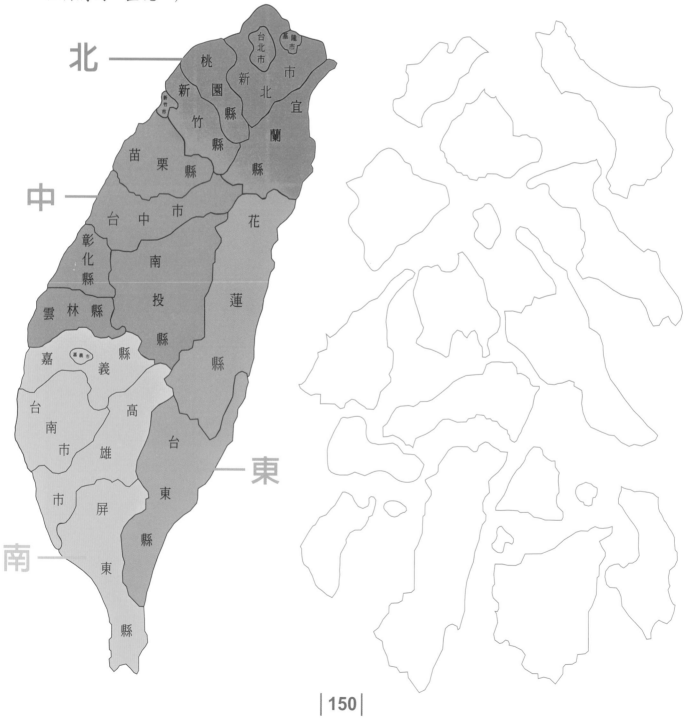

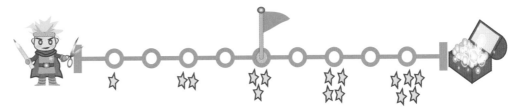

可以這樣幫助孩子

● 藉由鐵路的走向，幫助小朋友再次加強空間概念。
● 家長可先帶著小朋友將每一區塊的編碼核對一次，如此較方便小朋友比對及了解。

本關卡可以獲得的能力
☐ 前景背景
☐ 物體恆常
☐ 視覺搜尋
☐ 空間概念

→ 請小朋友找出欲乘坐的火車啟站、終點站及途中所經過的縣市，再翻至下一頁，比對出這些縣市的對應號碼，並用鉛筆寫下來。

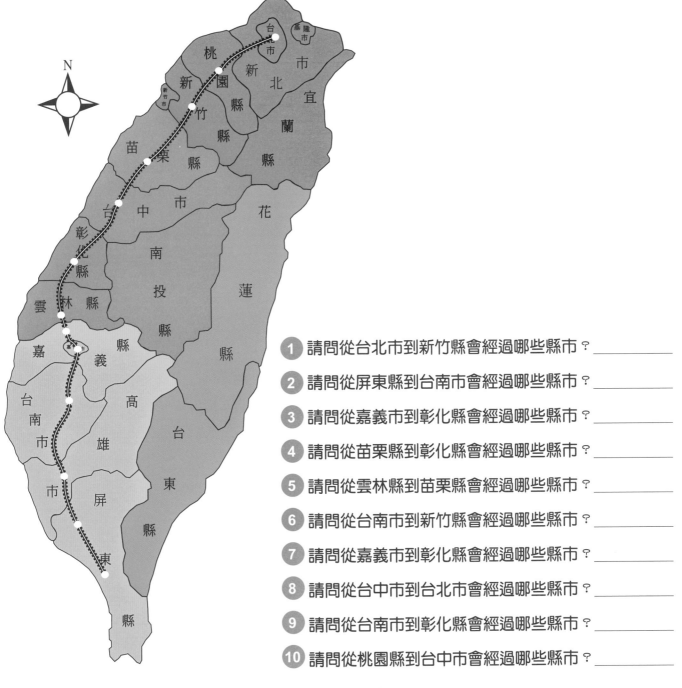

1 請問從台北市到新竹縣會經過哪些縣市？_____

2 請問從屏東縣到台南市會經過哪些縣市？_____

3 請問從嘉義市到彰化縣會經過哪些縣市？_____

4 請問從苗栗縣到彰化縣會經過哪些縣市？_____

5 請問從雲林縣到苗栗縣會經過哪些縣市？_____

6 請問從台南市到新竹縣會經過哪些縣市？_____

7 請問從嘉義市到彰化縣會經過哪些縣市？_____

8 請問從台中市到台北市會經過哪些縣市？_____

9 請問從台南市到彰化縣會經過哪些縣市？_____

10 請問從桃園縣到台中市會經過哪些縣市？_____

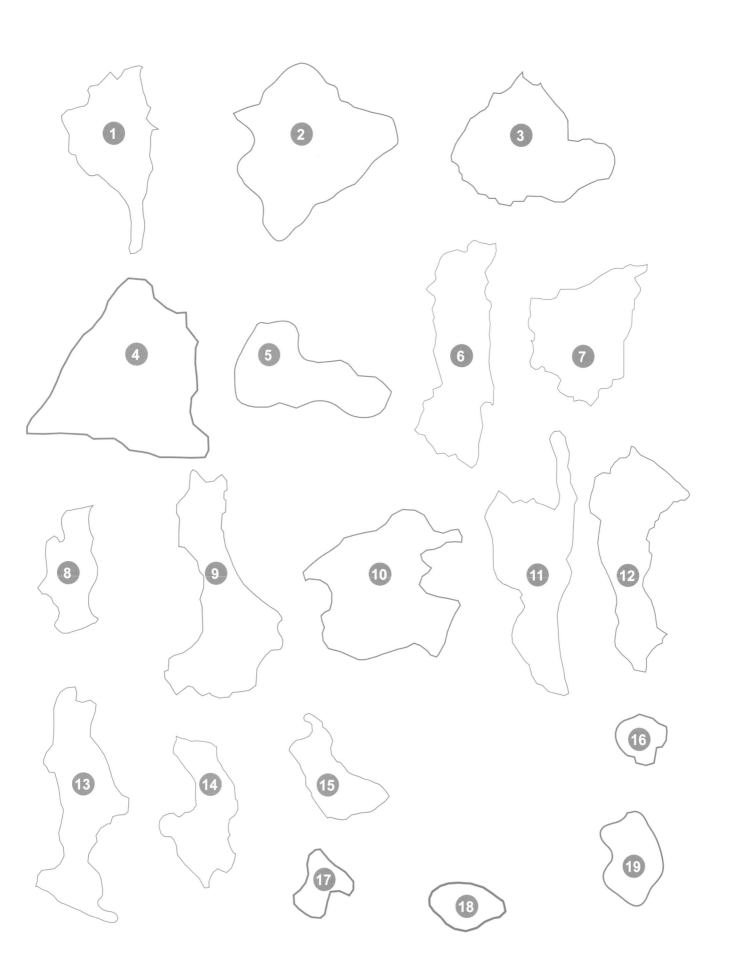

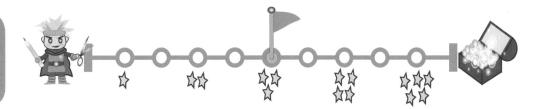

可以這樣幫助孩子

● 可以教導孩子如何運用前景背景能力及視覺追視能力來查詢火車票價，如果過程中發生困難，可以使用不同的色筆將每一行塗上不同的顏色。

本關卡可以獲得的能力
☐ 前景背景
☐ 視覺搜尋
☐ 視覺追視

→ 小朋友！爸媽要搭火車出去玩，你可以幫忙訂火車票並查查看需要多少費用嗎？請用鉛筆寫在下方的空格中。

1　請問從台北市到新竹縣需要多少錢？　**35**　元

2　請問從屏東縣到台南市需要多少錢？＿＿＿＿元

3　請問從嘉義市到彰化縣需要多少錢？＿＿＿＿元

4　請問從苗栗縣到彰化縣需要多少錢？＿＿＿＿元

5　請問從台北市到彰化縣需要多少錢？＿＿＿＿元

6　請問從嘉義縣到彰化縣需要多少錢？＿＿＿＿元

7　請問從新竹縣到台南縣需要多少錢？＿＿＿＿元

8　請問從桃園縣到屏東縣需要多少錢？＿＿＿＿元

9　請問從台中市到屏東縣需要多少錢？＿＿＿＿元

火車時刻表 & 票價

台北市										
23	桃園縣									
35	25	新竹縣								
46	35	32	苗栗縣							
57	46	40	34	台中市						
68	59	51	47	22	彰化縣					
79	66	64	55	36	34	雲林縣				
88	79	73	62	47	44	33	嘉義縣			
98	88	84	79	59	58	46	13	嘉義市		
112	98	94	81	68	69	59	33	26	台南市	
124	117	108	99	78	72	67	45	37	34	高雄市
135	127	115	100	99	88	77	58	45	49	25	屏東縣

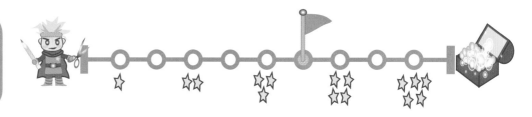

行-6
飛機座位表

可以這樣幫助孩子

● 使用飛機登機證來訓練孩子如何使用視覺搜尋及前景背景能力來找到自己的座位及飛機的登機門，如果小朋友的年齡太小，可以將飛機全圖影印放大，以方便比對。

本關卡可以獲得的能力
- □ 視覺搜尋
- □ 視覺專注力
- □ 前景背景

Part 1 → 小朋友！下面的題目區裡共有十張機票，請你在右頁的遊戲區中，一一比對出其位置，並且用色鉛筆圈出來。（小提示：如果訊息太多小朋友無法理解，可請小朋友直接查看題目區的座位欄。）

1
視知覺航空公司 電子機票收據 / 登機證
票價　TWD 1600
航程　松山---馬公
內含兵險附加費　姓名：王小明
內含兵險附加費　登機時間　座位
開票日期：2009/4/29　18:30　商務艙
登機門：G07　5E
班次：B70637
日期：2009/4/30
目的地：馬公
姓名：王小明
座位
商務艙
5E

2
視知覺航空公司 電子機票收據 / 登機證
票價　TWD 1600
航程　松山---馬公
內含兵險附加費　姓名：王小明
內含兵險附加費　登機時間　座位
開票日期：2009/4/29　18:30　經濟艙
登機門：G07　15 I
班次：B70637
日期：2009/4/30
目的地：馬公
姓名：王小明
座位
經濟艙
15 I

3
視知覺航空公司 電子機票收據 / 登機證
票價　TWD 1600
航程　松山---馬公
內含兵險附加費　姓名：王小明
內含兵險附加費　登機時間　座位
開票日期：2009/4/29　18:30　經濟艙
登機門：G07　07 G
班次：B70637
日期：2009/4/30
目的地：馬公
姓名：王小明
座位
經濟艙
07 G

4
視知覺航空公司 電子機票收據 / 登機證
票價　TWD 1600
航程　松山---馬公
內含兵險附加費　姓名：王小明
內含兵險附加費　登機時間　座位
開票日期：2009/4/29　18:30　經濟艙
登機門：G07　25 B
班次：B70637
日期：2009/4/30
目的地：馬公
姓名：王小明
座位
經濟艙
25 B

5
視知覺航空公司 電子機票收據 / 登機證
票價　TWD 1600
航程　松山---馬公
內含兵險附加費　姓名：王小明
內含兵險附加費　登機時間　座位
開票日期：2009/4/29　18:30　經濟艙
登機門：G07　34 D
班次：B70637
日期：2009/4/30
目的地：馬公
姓名：王小明
座位
經濟艙
34 D

6
視知覺航空公司 電子機票收據 / 登機證
票價　TWD 1600
航程　松山---馬公
內含兵險附加費　姓名：王小明
內含兵險附加費　登機時間　座位
開票日期：2009/4/29　18:30　經濟艙
登機門：G07　19 C
班次：B70637
日期：2009/4/30
目的地：馬公
姓名：王小明
座位
經濟艙
19 C

7
視知覺航空公司 電子機票收據 / 登機證
票價　TWD 1600
航程　松山---馬公
內含兵險附加費　姓名：王小明
內含兵險附加費　登機時間　座位
開票日期：2009/4/29　18:30　商務艙
登機門：G07　4 C
班次：B70637
日期：2009/4/30
目的地：馬公
姓名：王小明
座位
商務艙
4 C

8
視知覺航空公司 電子機票收據 / 登機證
票價　TWD 1600
航程　松山---馬公
內含兵險附加費　姓名：王小明
內含兵險附加費　登機時間　座位
開票日期：2009/4/29　18:30　經濟艙
登機門：G07　22 F
班次：B70637
日期：2009/4/30
目的地：馬公
姓名：王小明
座位
經濟艙
22 F

9
視知覺航空公司 電子機票收據 / 登機證
票價　TWD 1600
航程　松山---馬公
內含兵險附加費　姓名：王小明
內含兵險附加費　登機時間　座位
開票日期：2009/4/29　18:30　經濟艙
登機門：G07　9 A
班次：B70637
日期：2009/4/30
目的地：馬公
姓名：王小明
座位
經濟艙
9 A

10
視知覺航空公司 電子機票收據 / 登機證
票價　TWD 1600
航程　松山---馬公
內含兵險附加費　姓名：王小明
內含兵險附加費　登機時間　座位
開票日期：2009/4/29　18:30　商務艙
登機門：G07　4 G
班次：B70637
日期：2009/4/30
目的地：馬公
姓名：王小明
座位
商務艙
4 G

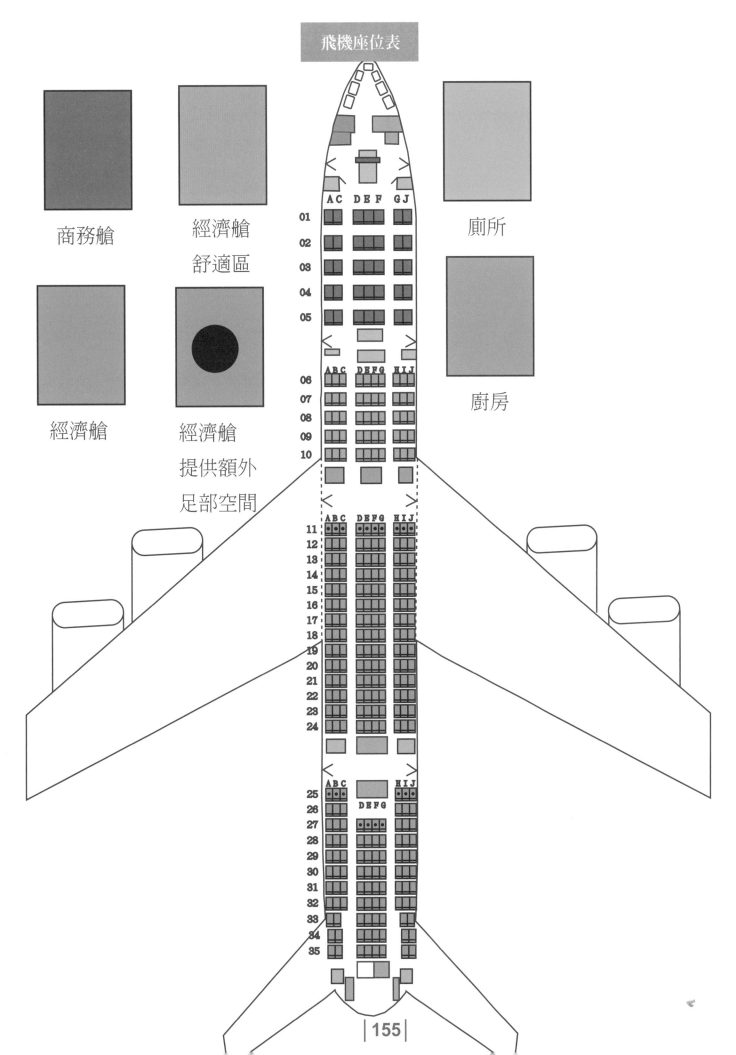

飛機座位表

商務艙

經濟艙
舒適區

經濟艙

經濟艙
提供額外
足部空間

廁所

廚房

| 155 |

Part 2

→小朋友！請依照下方題目區電子看板上的告示，找出該班機的登機門，並填入下一頁遊戲區的機票內。（小提示：可以請小朋友逐一比對班機的班次、目的地、表定、預定登機時間即可找出登機門。）

電子看板告示

A

航空公司	班次	目的地	表定	預定	登機門
視覺記憶	VM8493	馬公	12:47	12:47	G4
前景背景	FG4859	金門	12:50	12:50	B3
視覺完形	VC5923	馬祖	13:47	13:47	C4
視覺空間	VS0293	廈門	13:03	13:03	A5
視覺區辨	VD7483	馬公	14:38	14:38	C2
物體恆常	FC5943	澎湖	16:07	16:07	G8

B

航空公司	班次	目的地	表定	預定	登機門
視覺記憶	VM4673	馬公	09:38	09:38	G8
前景背景	FG4738	金門	10:06	10:06	B7
視覺完形	VC4482	馬祖	10:47	10:47	B8
視覺空間	VS5380	廈門	11:03	11:03	E6
視覺區辨	VD8493	馬公	11:38	11:38	A1
物體恆常	FC8529	澎湖	12:07	12:07	G8

1

物體恆常航空公司 電子機票收據 / 登機證　物體恆常航空

- 票價　　TWD 1600
- 航程　松山——澎湖
- 　內含兵險附加費　　姓名：王小明
- 　內含兵險附加費　　登機時間　　座位
- 開票日期：2009/4/29　12:07　　　經濟艙
- 　　　　　登機門：　　　13 D

班次：　FC8529
日期：2009/4/30
目的地：澎湖
姓名：　王小明
座位
經濟艙
13 D

2

視覺記憶航空公司 電子機票收據 / 登機證　視覺記憶航空

- 票價　　TWD 1600
- 航程　松山——馬公
- 　內含兵險附加費　　姓名：王小明
- 　內含兵險附加費　　登機時間　　座位
- 開票日期：2009/4/29　09:38　　　經濟艙
- 　　　　　登機門：　　　10 D

班次：　VM4673
日期：2009/4/30
目的地：馬公
姓名：　王小明
座位
經濟艙
10 D

3

視覺記憶航空公司 電子機票收據 / 登機證　視覺記憶航空

- 票價　　TWD 1600
- 航程　　松山——馬公
- 　內含兵險附加費　　姓名：王小明
- 　內含兵險附加費　　登機時間　　座位
- 開票日期：2009/4/29　12:47　　　經濟艙
- 　　　　　登機門：　　　10 D

班次：　VM8493
日期：2009/4/30
目的地：馬公
姓名：　王小明
座位
經濟艙
10 D

4

物體恆常航空公司 電子機票收據 / 登機證　物體恆常航空

- 票價　　TWD 1600
- 航程　松山——澎湖
- 　內含兵險附加費　　姓名：王小明
- 　內含兵險附加費　　登機時間　　座位
- 開票日期：2009/4/29　16:07　　　經濟艙
- 　　　　　登機門：　　　13 D

班次：　FC5943
日期：2009/4/30
目的地：澎湖
姓名：　王小明
座位
經濟艙
13 D

5

前景背景航空公司 電子機票收據 / 登機證　前景背景航空

- 票價　　TWD 1600
- 航程　　松山——金門
- 　內含兵險附加費　　姓名：王小明
- 　內含兵險附加費　　登機時間　　座位
- 開票日期：2009/4/29　10:06　　　經濟艙
- 　　　　　登機門：　　　4D

班次：　FG4738
日期：2009/4/30
目的地：金門
姓名：　王小明
座位
經濟艙
4D

6

視覺玩形航空公司 電子機票收據 / 登機證　視覺玩形航空

- 票價　　TWD 1600
- 航程　松山——馬祖
- 　內含兵險附加費　　姓名：王小明
- 　內含兵險附加費　　登機時間　　座位
- 開票日期：2009/4/29　13:47　　　經濟艙
- 　　　　　登機門：　　　10 F

班次：　VC5923
日期：2009/4/30
目的地：馬祖
姓名：　王小明
座位
經濟艙
10 F

7

視覺空間航空公司 電子機票收據 / 登機證　視覺空間航空

- 票價　　TWD 1600
- 航程　　松山——廈門
- 　內含兵險附加費　　姓名：王小明
- 　內含兵險附加費　　登機時間　　座位
- 開票日期：2009/4/29　13:03　　　經濟艙
- 　　　　　登機門：　　　12 F

班次：　VS0293
日期：2009/4/30
目的地：廈門
姓名：　王小明
座位
經濟艙
12 F

8

視覺玩形航空公司 電子機票收據 / 登機證　視覺玩形航空

- 票價　　TWD 1600
- 航程　松山——馬祖
- 　內含兵險附加費　　姓名：王小明
- 　內含兵險附加費　　登機時間　　座位
- 開票日期：2009/4/29　10:47　　　經濟艙
- 　　　　　登機門：　　　10 F

班次：　VC4482
日期：2009/4/30
目的地：馬祖
姓名：　王小明
座位
經濟艙
10 F

9

前景背景航空公司 電子機票收據 / 登機證　前景背景航空

- 票價　　TWD 1600
- 航程　松山——金門
- 　內含兵險附加費　　姓名：王小明
- 　內含兵險附加費　　登機時間　　座位
- 開票日期：2009/4/29　12:50　　　經濟艙
- 　　　　　登機門：　　　4D

班次：　FG4859
日期：2009/4/30
目的地：金門
姓名：　王小明
座位
經濟艙
4D

10

視覺區辨航空公司 電子機票收據 / 登機證　視覺區辨航空

- 票價　　TWD 1600
- 航程　松山——馬公
- 　內含兵險附加費　　姓名：王小明
- 　內含兵險附加費　　登機時間　　座位
- 開票日期：2009/4/29　11:38　　　經濟艙
- 　　　　　登機門：　　　5 E

班次：　VD8493
日期：2009/4/30
目的地：馬公
姓名：　王小明
座位
經濟艙
5 E

11

視覺空間航空公司 電子機票收據 / 登機證　視覺空間航空

- 票價　　TWD 1600
- 航程　松山——廈門
- 　內含兵險附加費　　姓名：王小明
- 　內含兵險附加費　　登機時間　　座位
- 開票日期：2009/4/29　11:03　　　經濟艙
- 　　　　　登機門：　　　12 F

班次：　VS5380
日期：2009/4/30
目的地：廈門
姓名：　王小明
座位
經濟艙
12 F

12

視覺區辨航空公司 電子機票收據 / 登機證　視覺區辨航空

- 票價　　TWD 1600
- 航程　松山——馬公
- 　內含兵險附加費　　姓名：王小明
- 　內含兵險附加費　　登機時間　　座位
- 開票日期：2009/4/29　14:38　　　經濟艙
- 　　　　　登機門：　　　5 E

班次：　VD7483
日期：2009/4/30
目的地：馬公
姓名：　王小明
座位
經濟艙
5 E

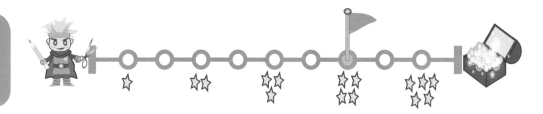

☆　　☆☆　　☆☆　　☆☆　　☆☆☆
　　　　　　　　　　☆☆　　☆☆

可以這樣幫助孩子

● 請家長先使用範例來教導孩子如何看輪胎上的尺寸資訊，然後再請孩子在右頁找出適合該車的輪胎尺寸。

本關卡可以獲得的能力

☐ 視覺形狀永恆
☐ 前景背景
☐ 視覺專注力

→ 小朋友，右頁的題目區裡共有二十四個輪胎，請你先找出它們的輪胎尺寸並且用鉛筆圈出來；左頁的遊戲區裡共有十六輛車，在車子的下方均有其輪子的尺寸，請你幫忙比對題目區，找出其使用的輪胎尺寸，再將輪胎編號用鉛筆寫在下面的空格中。

Part 1

範例

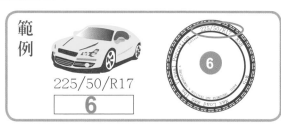

225/50/R17

| 6 |

---

❶
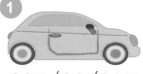
205/60/R17

❷
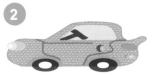
195/50/R16

❸
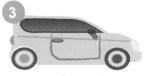
235/45/R20

❹
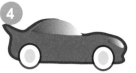
225/50/R17

❺
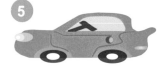
185/60/R14

❻
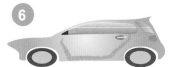
245/40/R20

❼
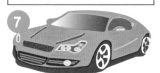
245/40/R20

❽
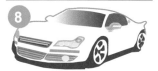
185/60/R14

❾
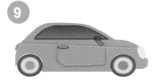
225/50/R17

❿
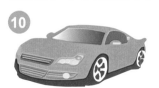
235/45/R20

⓫
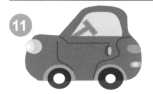
195/60/R16

⓬
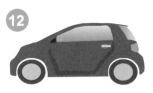
205/40/R17

⓭
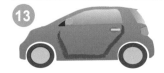
205/55/R17

⓮
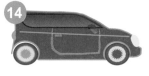
195/50/R16

⓯
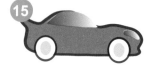
235/45/R20

⓰
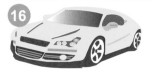
225/50/R18

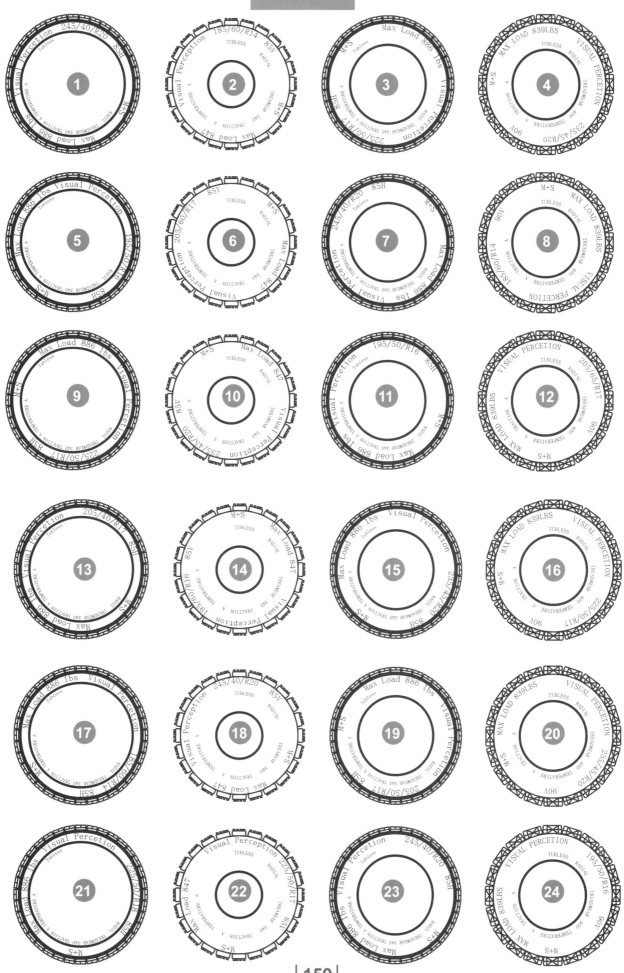

Part 2

→小朋友！右頁的題目區裡共有十八個輪胎及胎壓表；左頁的遊戲區裡共有十六輛車，請你在題目區中找出適合的尺寸，並參考其旁邊的胎壓表，找出可以使用的輪胎，再將輪胎編號用鉛筆寫在下面的空格中。（小提示：胎壓表的指針如果在綠色的範圍表示胎壓正常；如果指針在紅色或黃色表示胎壓不足或是過高，不適合使用；如果沒有適合的輪胎就在框框內留空白。）

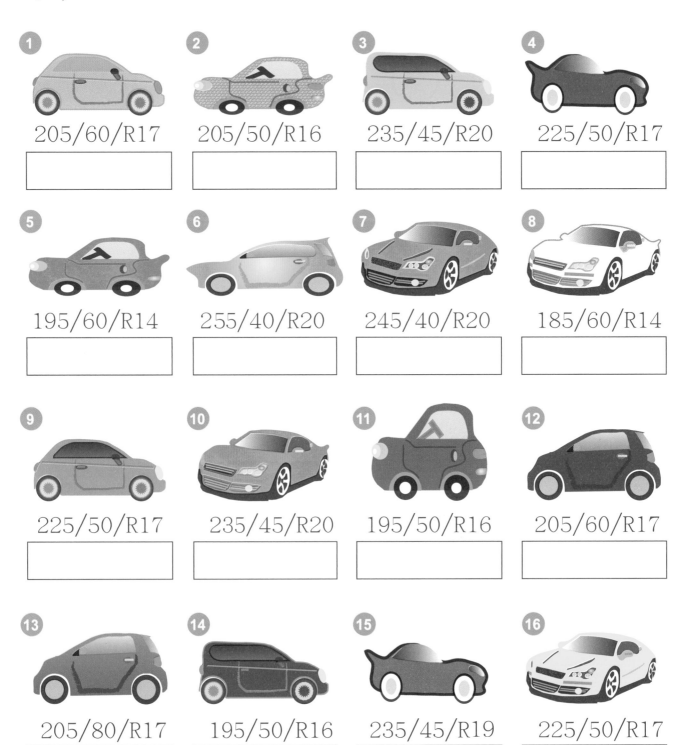

1 205/60/R17

2 205/50/R16

3 235/45/R20

4 225/50/R17

5 195/60/R14

6 255/40/R20

7 245/40/R20

8 185/60/R14

9 225/50/R17

10 235/45/R20

11 195/50/R16

12 205/60/R17

13 205/80/R17

14 195/50/R16

15 235/45/R19

16 225/50/R17

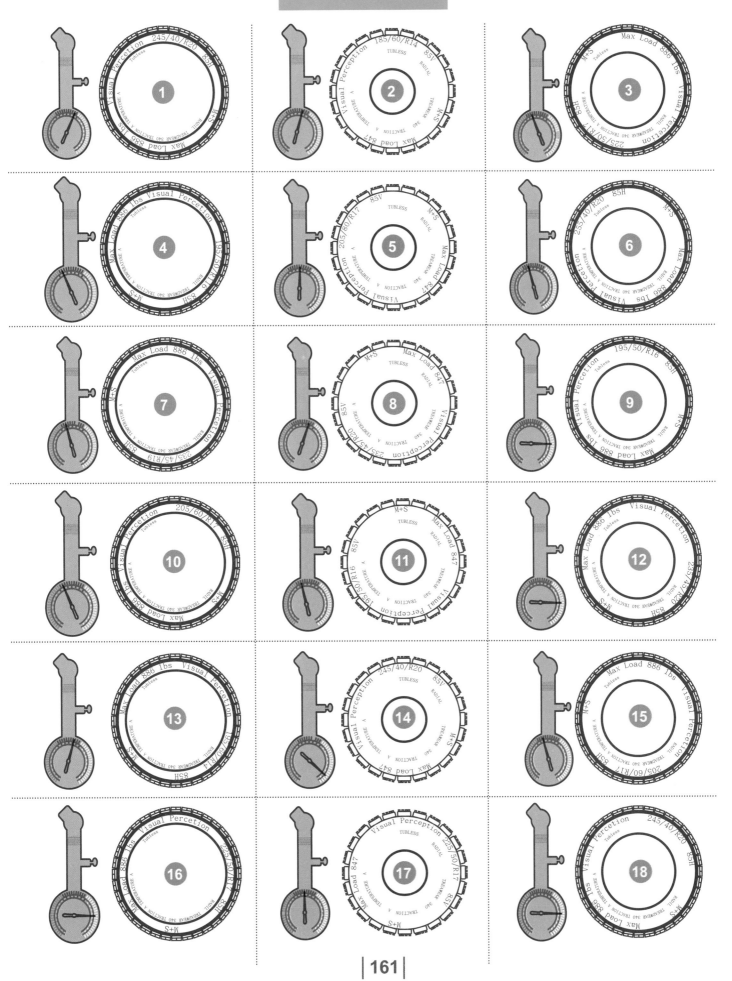

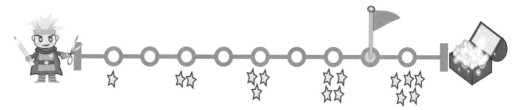

行-8 捷運收費

可以這樣幫助孩子

- 採用實際捷運收費圖來訓練孩子視覺記憶、搜尋、前景背景等能力。
- 將收費圖橫向放置於右頁，主要是要訓練孩子的記憶能力，若是孩子覺得太過於挫折，可以影印後擺放於題目旁邊，降低遊戲困難度。

Part 1 →小朋友！我們一起搭捷運出遊吧！現在要買票囉！請以右頁捷運路線圖的紅點為起始點，並找到終點站的位置，然後比對票價圓圈標示，就可以知道票價囉！

1 請問從 ●★● 站搭捷運到 ★■◆ 站，需要多少費用？ __20__ 元

2 請問從 ●★● 站搭捷運到 ■▲● 站，需要多少費用？ _____ 元

3 請問從 ●★● 站搭捷運到 ●★● 站，需要多少費用？ _____ 元

4 請問從 ●★● 站搭捷運到 ▲■● 站，需要多少費用？ _____ 元

5 請問從 ●★● 站搭捷運到 ▲●● 站，需要多少費用？ _____ 元

6 請問從 ●★● 站搭捷運到 ●★● 站，需要多少費用？ _____ 元

7 請問從 ●★● 站搭捷運到 ●●■ 站，需要多少費用？ _____ 元

8 請問從 ●★● 站搭捷運到 ▲■▌ 站，需要多少費用？ _____ 元

9 請問從 ●★● 站搭捷運到 ★★● 站，需要多少費用？ _____ 元

10 請問從 ●★● 站搭捷運到 ★●● 站，需要多少費用？ _____ 元

11 請問從 ●★● 站搭捷運到 ▲●■ 站，需要多少費用？ _____ 元

12 請問從 ●★● 站搭捷運到 ●●▌ 站，需要多少費用？ _____ 元

13 請問從 ●★● 站搭捷運到 ■▌▲ 站，需要多少費用？ _____ 元

14 請問從 ●★● 站搭捷運到 ▲●▲ 站，需要多少費用？ _____ 元

15 請問從 ●★● 站搭捷運到 ★★★ 站，需要多少費用？ _____ 元

捷運路線圖

→ 小朋友！我們一起搭捷運出遊吧！現在要買票囉！請以右頁捷運路線圖的紅點為起始點，並找到終點站的位置，然後比對票價圓圈標示，就可以知道票價囉！

1 請問從 829384 站搭捷運到 395827 站，需要多少費用？ __20__ 元

2 請問從 829384 站搭捷運到 538947 站，需要多少費用？ _____ 元

3 請問從 829384 站搭捷運到 983725 站，需要多少費用？ _____ 元

4 請問從 829384 站搭捷運到 765833 站，需要多少費用？ _____ 元

5 請問從 829384 站搭捷運到 852934 站，需要多少費用？ _____ 元

6 請問從 829384 站搭捷運到 983788 站，需要多少費用？ _____ 元

7 請問從 829384 站搭捷運到 768588 站，需要多少費用？ _____ 元

8 請問從 829384 站搭捷運到 983723 站，需要多少費用？ _____ 元

9 請問從 829384 站搭捷運到 987323 站，需要多少費用？ _____ 元

10 請問從 829384 站搭捷運到 498323 站，需要多少費用？ _____ 元

11 請問從 829384 站搭捷運到 437283 站，需要多少費用？ _____ 元

12 請問從 829384 站搭捷運到 437238 站，需要多少費用？ _____ 元

13 請問從 829384 站搭捷運到 432783 站，需要多少費用？ _____ 元

14 請問從 829384 站搭捷運到 099234 站，需要多少費用？ _____ 元

15 請問從 829384 站搭捷運到 082834 站，需要多少費用？ _____ 元

16 請問從 829384 站搭捷運到 088234 站，需要多少費用？ _____ 元

17 請問從 829384 站搭捷運到 083234 站，需要多少費用？ _____ 元

18 請問從 829384 站搭捷運到 492823 站，需要多少費用？ _____ 元

19 請問從 829384 站搭捷運到 839233 站，需要多少費用？ _____ 元

20 請問從 829384 站搭捷運到 493823 站，需要多少費用？ _____ 元

捷運路線圖

| 165 |

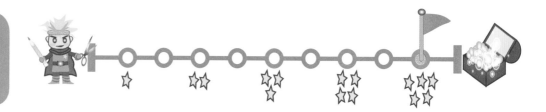

行-9
儀表板

可以這樣幫助孩子
- 模擬汽車儀錶板上的訊息,小朋友必須運用前景背景及視覺搜尋能力來搜尋儀表板上的故障燈號。
- 在玩遊戲之前,必須先教孩子認識這些故障符號,及告知孩子指針若處於紅色警戒區就屬於不良駕駛狀況。

本關卡可以獲得的能力
☐ 前景背景
☐ 視覺記憶
☐ 視覺搜尋
☐ 邏輯推理

Part 1 → 小朋友!請幫忙檢查下列的儀錶板,看看車輛是否適合行駛?請一一檢查最左邊「引擎轉速表」的指針有沒有在紅色的範圍內?中間的「時速表」有沒有超過 80KM／H? 右上的「引擎冷卻水水溫表」及右下的「燃油油量表」是否不足?有無出現紅色警示燈?如果適合行駛請用鉛筆在下方的格子裡畫圈。

儀錶板故障符號

 限速 80

 手煞車未放

 引擎故障

 車門未關

 油量不足

 水溫過高

引擎轉速表　　時速表　　引擎冷卻水水溫表

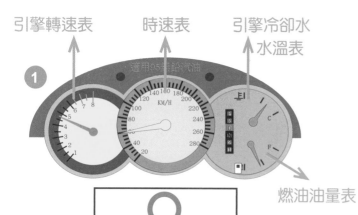

燃油油量表

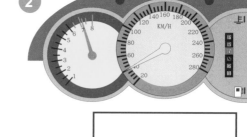

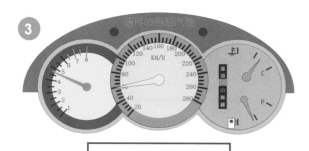

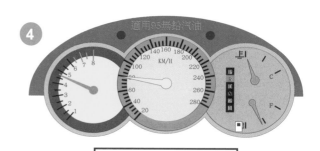

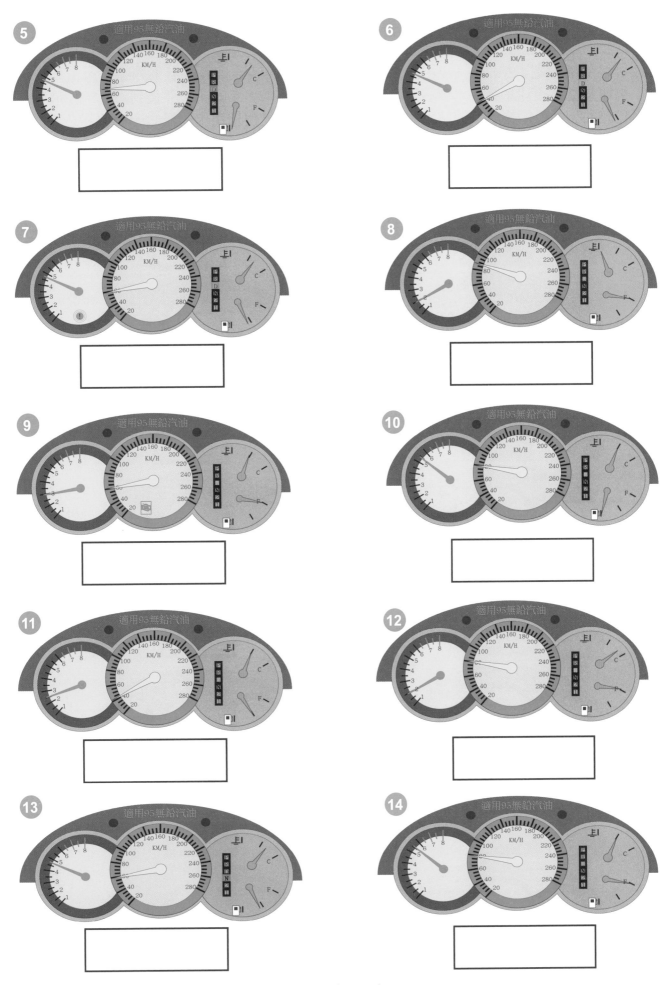

來搜尋最低油價吧！小朋友必須由儀錶板上右下方的燃油油量表圖形來判斷是否需要加油。小朋友也必須注意該台車輛適用的油品（98、95、92、柴油），然後到右頁的油價看板上找該油品最低價格的加油站來加油。另外，遊戲也使用信用卡的概念，小朋友必須根據信用卡的種類，來選擇可以使用的加油站。

→小朋友，請將最便宜的加油站的代號用鉛筆寫在儀錶板下面的方框內，若不需加油就在框框內畫 **X**。（小提示：其中有一題的答案，因為最便宜的加油站不提供駕駛人所擁有的信用卡種類，故必須選擇第二便宜的加油站。）

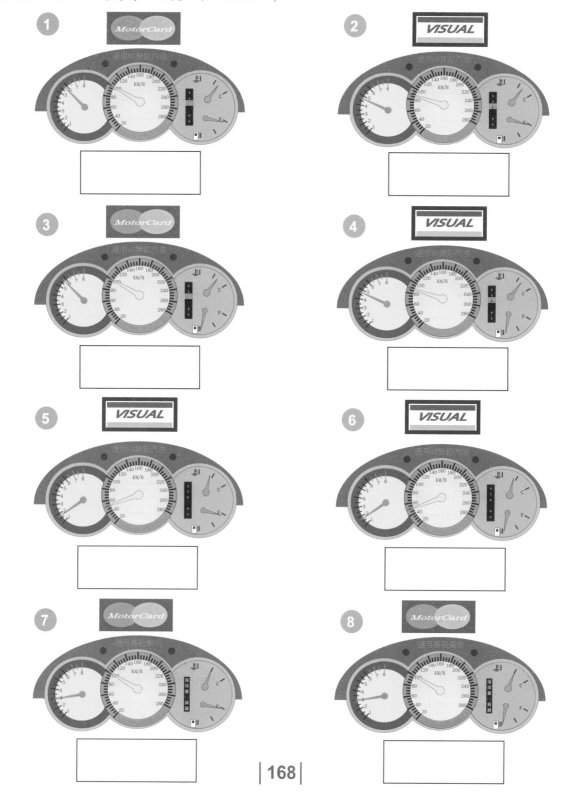

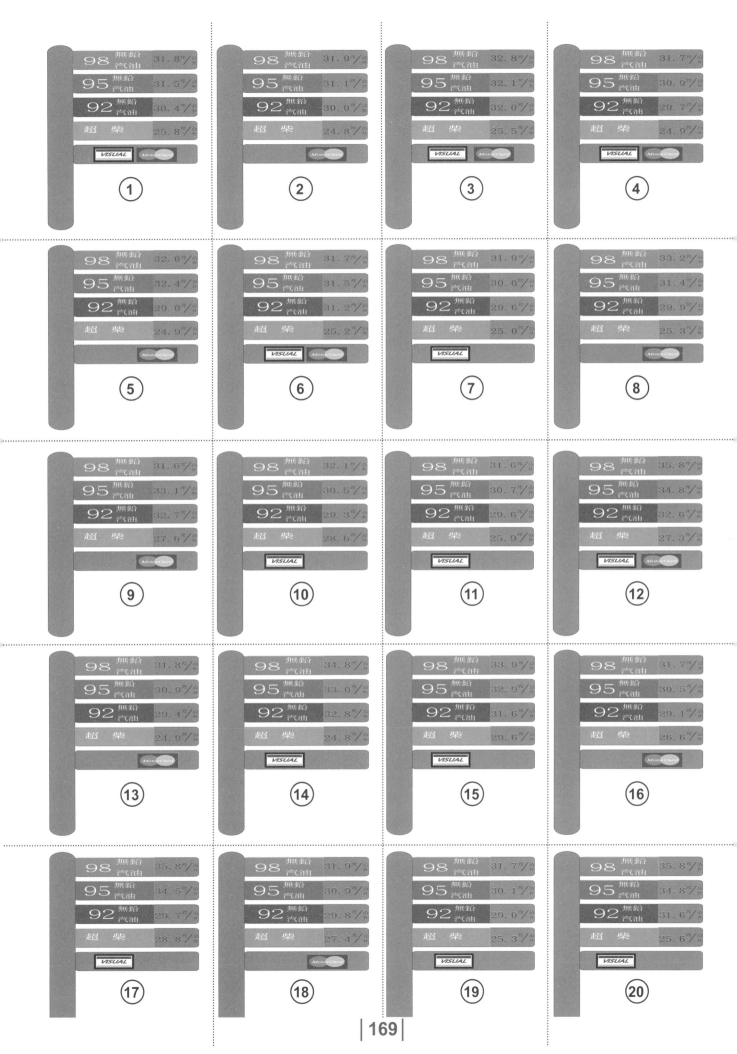

暖身遊戲

遊戲前測驗共包含六項測驗，每項子測驗設計有五個題目，每答對一題給予 1 分，滿分為 30 分。

注意事項

❶ 答題過程中請家長或老師切勿給予提示或教學，以確保測驗的準確度。

❷ 孩童在答題過程中不得修改答案，指錯答案即算該題錯誤。

❸ 每題答題時間不可超過 10 秒，超過 10 秒即算該題錯誤。

測驗 1　視覺區辨

測驗的目的在於檢視孩童是否能夠注意各種物體的細微差異，例如，區辨形狀、線條、數量、顏色不同等，甚至辨別相似字方面也是這個範疇所關切的。應用於日常生活上包括：相似交通號誌、人物、相似物品（如電池）的區辨等。

→請找找看四個圖形裡誰長得不一樣？並將它圈出來。

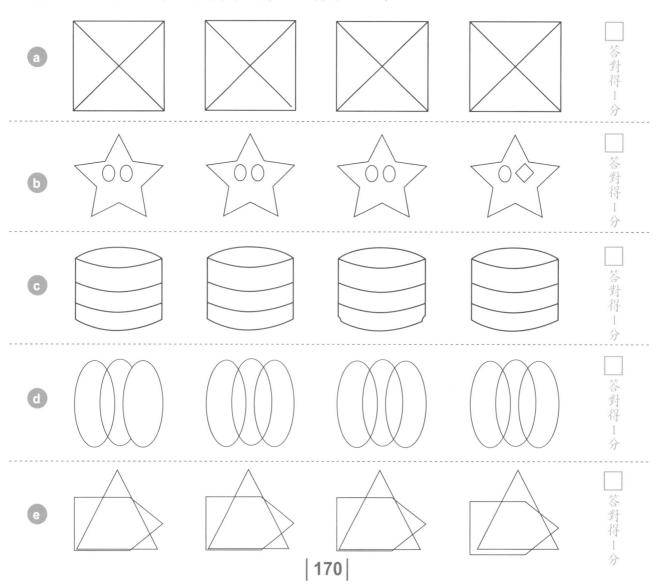

此測驗的目的在於測試孩童的空間與方向的辨識能力，如區辨左右或上下顛倒的圖形或字體。

應用於日常生活上包括：辨識鞋子的左右邊、將玩具或日用品擺在正確的位置等。

→請找找看四個圖形裡誰長得不一樣？並將它圈出來。

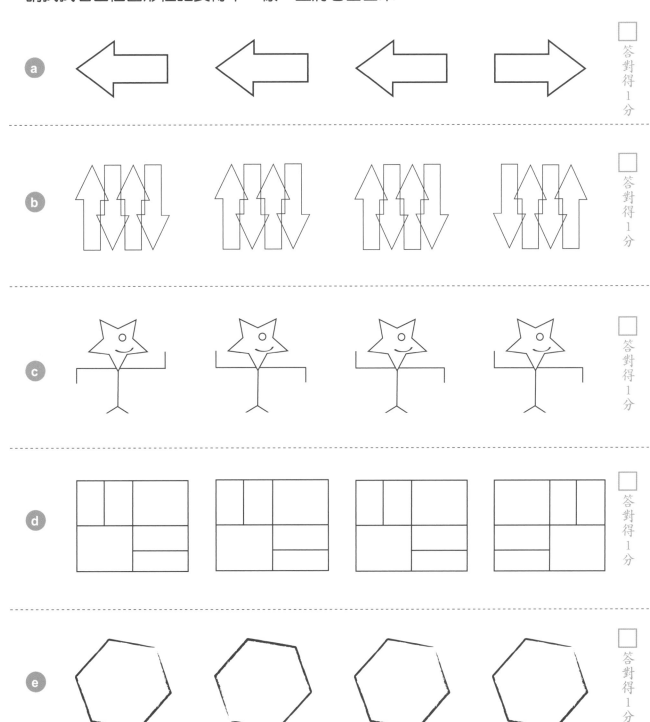

a ☐ 答對得1分

b ☐ 答對得1分

c ☐ 答對得1分

d ☐ 答對得1分

e ☐ 答對得1分

→請在下列題目中，找出與左方題目相同的圖形。

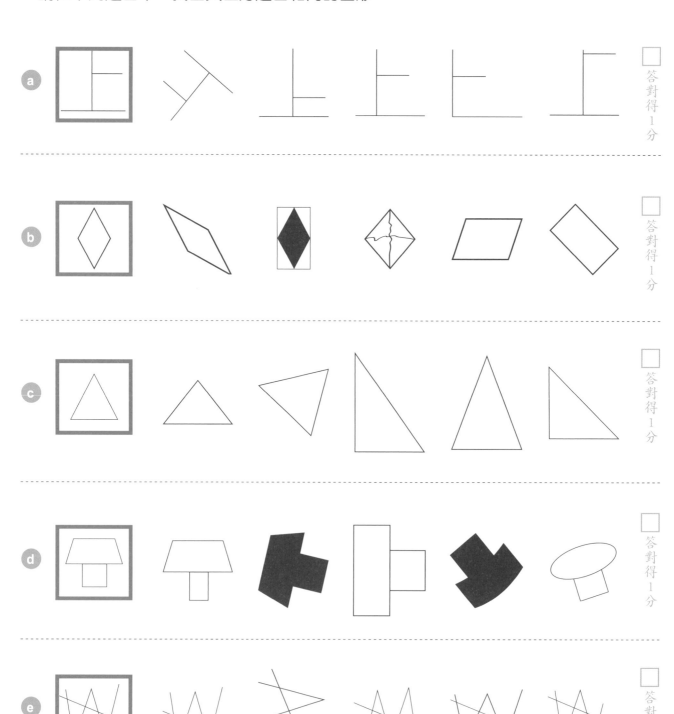

此測驗的目的在於測試孩童能否在雜亂或顏色相近的背景中，找出所想找的目標物。

應用於日常生活上包括：在雜亂的書桌上找到橡皮擦、在地圖上找到路名、在大合照中找出自己或朋友等。

→**請於三分鐘內在黑板中找出以下五個寶藏，並用色筆將圖案描繪出來。**（提示：大小不一定相同）

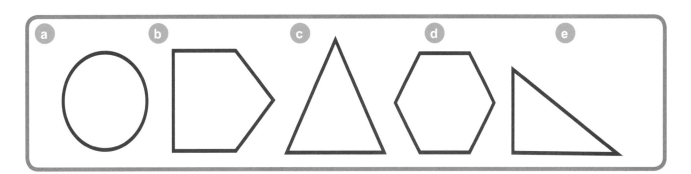

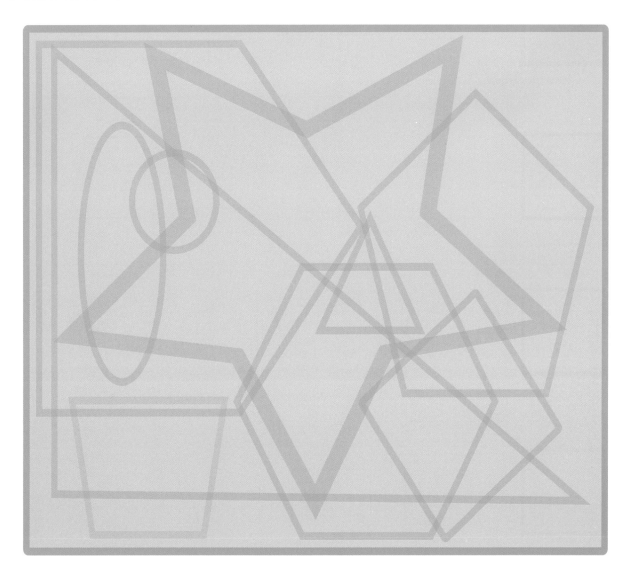

此測驗的目的在於測試孩童能否在物體被部分遮住或字體被部分擦拭後,依然能夠清楚辨識出原本的樣貌。

應用於日常生活上包括:在衣服堆中找出自己的衣服、在玩具堆中找到自己的玩具、辨識黑板上被部分擦掉的字體。

→請在下列題目中,找出與左方題目相同的圖形。

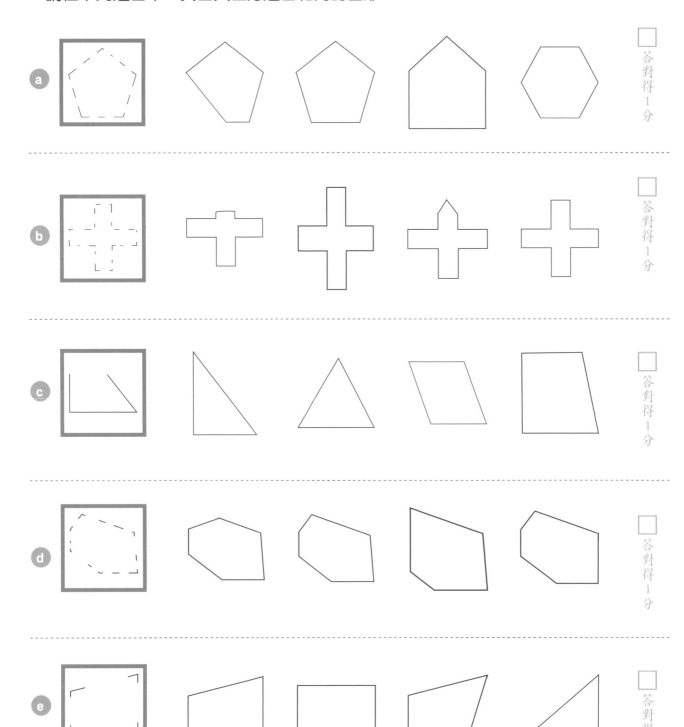

此測驗的目的在於測試孩童視覺記憶的能力。

應用於日常生活上包括：抄黑板時先記住幾個字後再開始抄寫、能夠迅速找到許久未玩的玩具、認得久未拜訪的客人或久未使用的文字、了解並記住跑馬燈上的訊息。

→**請小朋友記住□內的圖形**（看 5 秒鐘以後遮起來），**之後從下方的選項中選出一樣的圖形。**（提示：先遮住下方選項，待 5 秒後換遮上方題目）

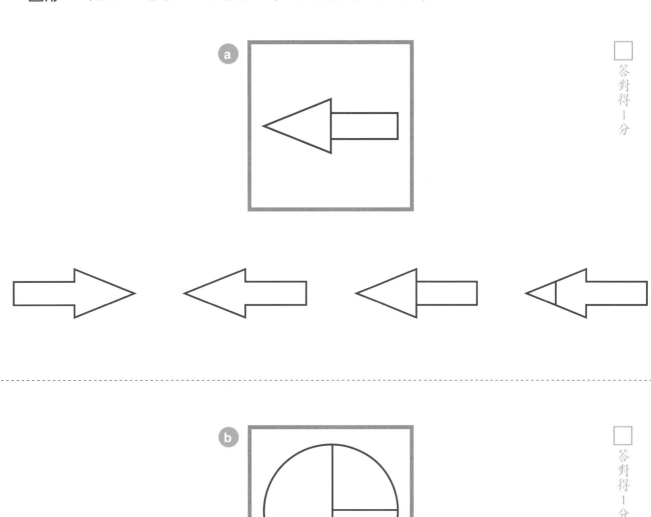

答對得 1 分

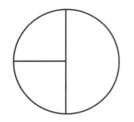 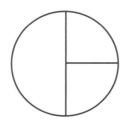 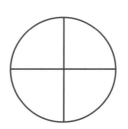 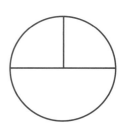

答對得 1 分

→請小朋友記住記住□內的圖形（看5秒鐘以後遮起來），之後從下方的選項中選出一
　樣的圖形。（提示：先遮住下方選項，待5秒後換遮上方題目）

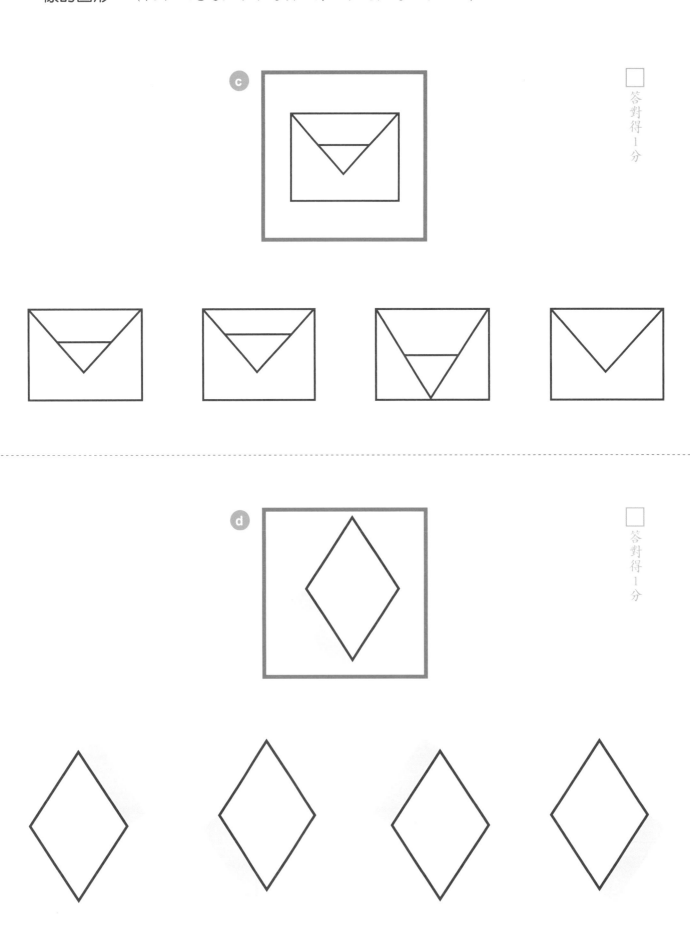

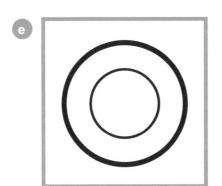

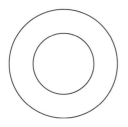
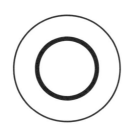
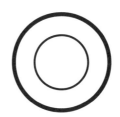
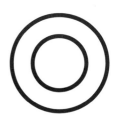

→看看小朋友得了幾分？

測驗項目	統計得分	結果分析【總分】		
		總得分	建議起始階段	遊戲難度
測驗1：視覺區辨		0～10分	階段1	★
測驗2：視覺空間關係		11～15分	階段1	★★
測驗3：物體恆常		16～25分	階段2	★★★
測驗4：視覺前景背景		26～30	階段3	★★★★
測驗5：視覺完形		請依照得分結果及建議起始階段，選擇前面單元 1-4 的遊戲難度。		
測驗6：視覺記憶				
總分（ ）分				

　　請家長及老師幫忙計算小朋友得幾分呢？並依照小朋友在「暖身遊戲」的得分來選擇題目難度。例如：總得分為 0 至 10 分的小朋友，可在單元食至行的遊戲中選擇難度較低的階段 1 挑戰（即一顆★的遊戲）。

　　待小朋友反覆挑戰單元 1-4 的遊戲後，家長及老師可幫忙小朋友進行「驗收遊戲」來驗收遊戲成果，檢查小朋友的專注力是否有進步，並再進行一次「暖身遊戲」，並依照新的得分重新選擇遊戲難度。例如：第二次的總得分進步至 16 至 25 分，則可在單元食至行的遊戲中選擇難度較高的階段二挑戰（即三顆★★★的遊戲）。

驗收遊戲

遊戲後測驗共包含六項測驗，每項子測驗設計有五個題目，每答對一題給予 1 分，滿分為 30 分。

注意事項

❶ 答題過程中請家長或老師切勿給予提示或教學，以確保測驗的準確度。

❷ 孩童在答題過程中不得修改答案，指錯答案即算該題錯誤。

❸ 每題答題時間不可超過 10 秒，超過 10 秒即算該題錯誤。

測驗 1　視覺區辨

此測驗的目的在於檢視孩童是否能夠注意各種物體的細微差異，例如，區辨形狀、線條、數量、顏色不同等，甚至辨別相似字方面也是這個範疇所關切的。

應用於日常生活上包括：相似交通號誌、人物、相似物品（如電池）的區辨等。

→請找找看下面四個圖形裡誰長得不一樣？並將它圈出來。

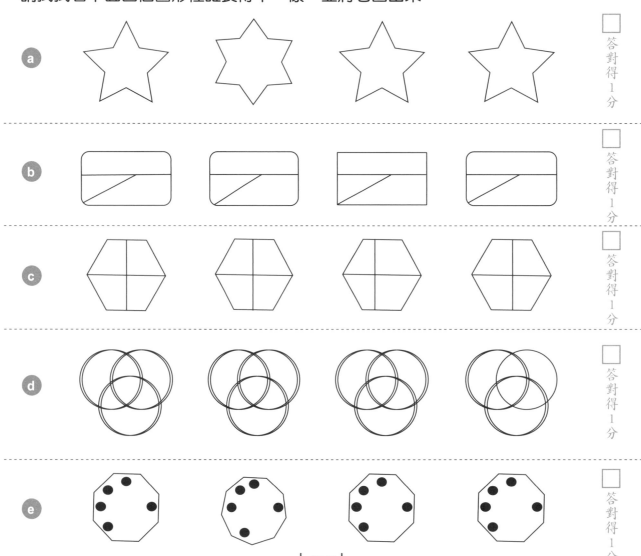

a　答對得 1 分

b　答對得 1 分

c　答對得 1 分

d　答對得 1 分

e　答對得 1 分

此測驗的目的在於測試孩童的空間與方向的辨識能力，如區辨左右或上下顛倒的圖形或字體。

應用於日常生活上包括：辨識鞋子的左右邊、將玩具或日用品擺擺在正確的位置等。

→請找找看下面四個圖形裡誰長得不一樣？並將它圈出來。

a　　　　　　　　　　　　　　　　　　　　　　　　　　　□ 答對得 1 分

b　　　　　　　　　　　　　　　　　　　　　　　　　　　□ 答對得 1 分

c　　　　　　　　　　　　　　　　　　　　　　　　　　　□ 答對得 1 分

d　　　　　　　　　　　　　　　　　　　　　　　　　　　□ 答對得 1 分

e　　　　　　　　　　　　　　　　　　　　　　　　　　　□ 答對得 1 分

此測驗的目的在於測試孩童是否能夠在物體被旋轉、放大或縮小後仍然能辨識出那是一樣的東西。
應用於日常生活上包括：照片被放大成海報後仍能辨識出裡面的人物、杯子在倒掛後仍能辨識出自己的杯子、字體無論左右或上下顛倒後仍能辨識等。

→**請在下列題目中，找出與左方題目相同的圖形。**（提示：大小、顏色不一定相同）

a 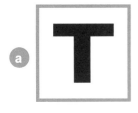 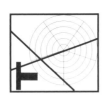 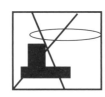 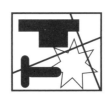 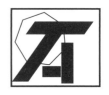 答對得1分

b 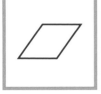 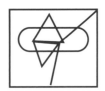 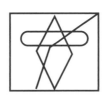 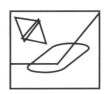 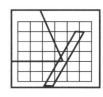 答對得1分

c 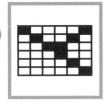 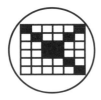 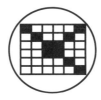 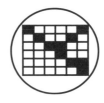 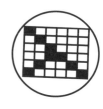 答對得1分

d 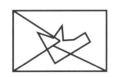 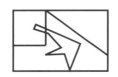 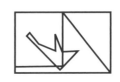 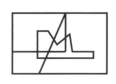 答對得1分

e 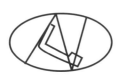 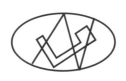 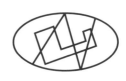 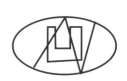 答對得1分

此測驗的目的在於測試孩童能否在雜亂或顏色相近的背景中，找出所想找的目標物。

應用於日常生活上包括：在雜亂的書桌上找到橡皮擦、在地圖上找到想找的路名、在大合照中找出自己或朋友等。

→請於三分鐘內在黑板中找出以下五個寶藏，並用色筆將圖案描繪出來。

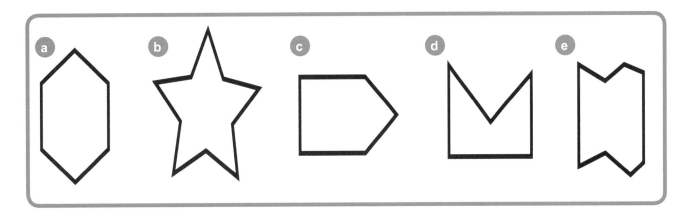

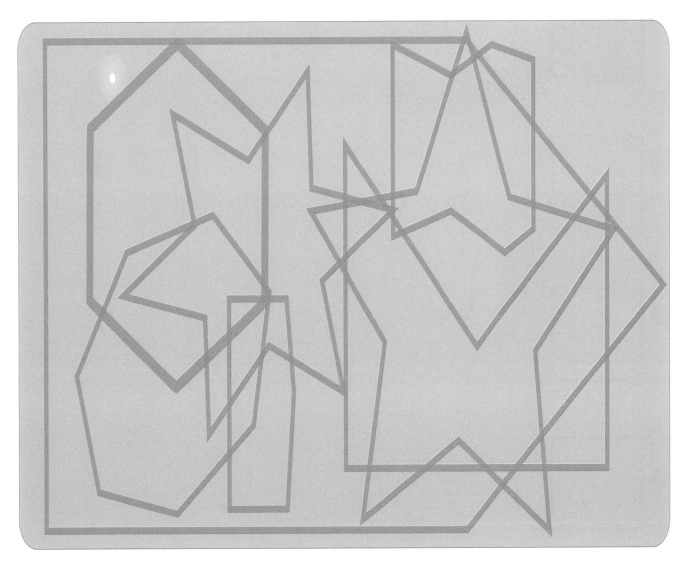

測驗 5

視覺完形

此測驗的目的在於測試孩童能否在物體被部分遮住或字體被部分擦拭後，依然能夠清楚辨識出原本的樣貌。

應用於日常生活上包括：在衣服堆中找出自己的衣服、在玩具堆中找到自己的玩具、辨識黑板上被部分擦掉的字體。

→**請在下列題目中，找出與左方題目相同的圖形。**（提示：大小、顏色不一定相同）

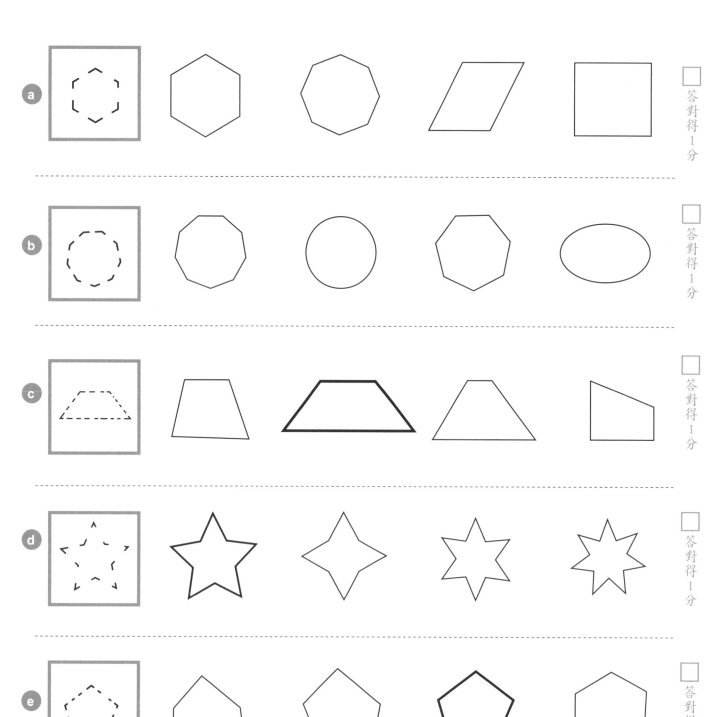

答對得 1 分

答對得 1 分

答對得 1 分

答對得 1 分

答對得 1 分

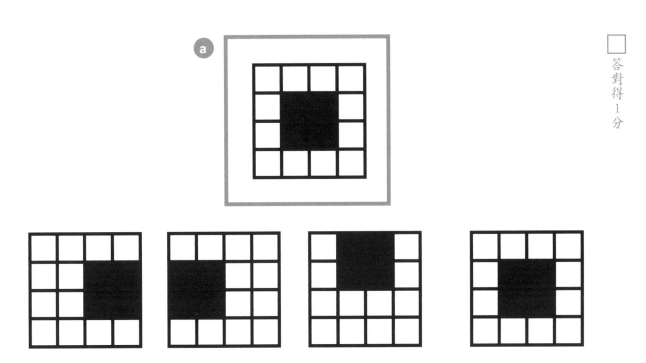

測驗 6
視覺記憶

此測驗的目的在於測試孩童視覺記憶的能力。
應用於日常生活上包括：抄黑板時先記住幾個字後再開始抄寫、能夠迅速找到許久未玩的玩具、認得久未拜訪的客人或久未使用的文字、了解並記住跑馬燈上的訊息。

→請小朋友記住□內的圖形（看 5 秒鐘以後遮起來），之後從下方的選項中選出一樣的圖形。（提示：先遮住下方選項，待 5 秒後換遮上方題目）

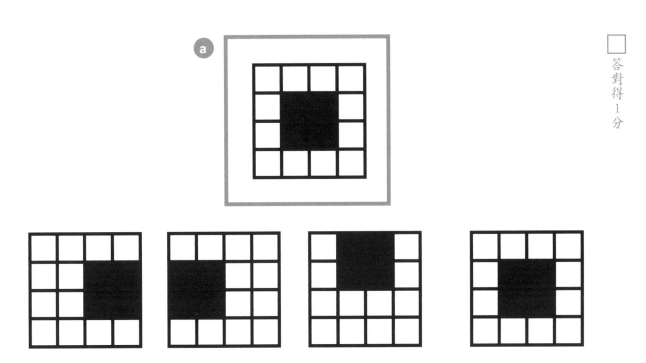

答對得 1 分

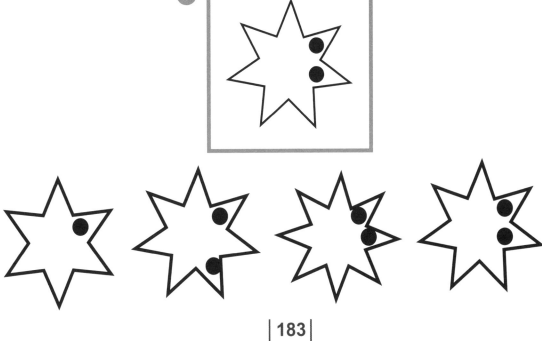

答對得 1 分

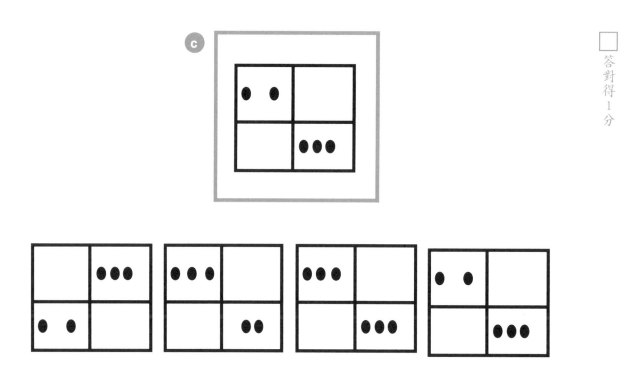

答對得1分

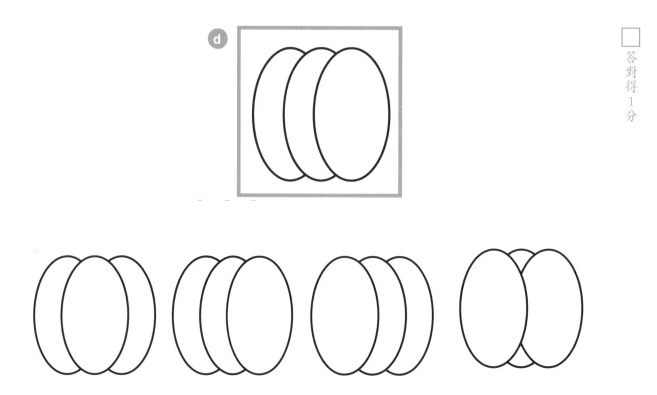

答對得1分

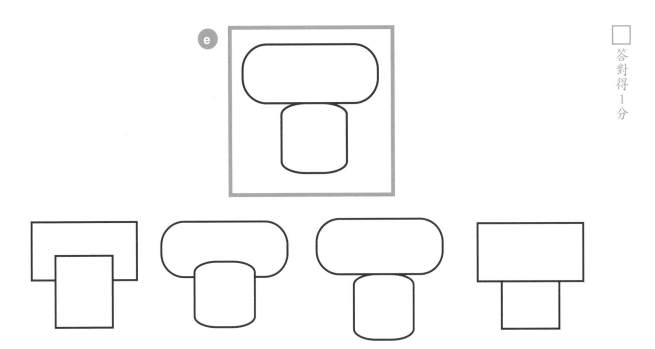

→看看小朋友得了幾分？

測驗項目	統計得分	結果分析【總分】		
測驗1：視覺區辨		總得分	建議起始階段	遊戲難度
測驗2：視覺空間關係		0～10 分	階段 1	★
測驗3：物體恆常		11～15 分	階段 1	★★
測驗4：視覺前景背景		16～25 分	階段 2	★★★
測驗5：視覺完形		26～30	階段 3	★★★★
測驗6：視覺記憶		請依照得分結果及建議起始階段，選擇前面單元 1-4 的遊戲難度。		
總分 （ ）分				

請家長及老師幫忙計算小朋友得幾分呢？並依照小朋友在「暖身遊戲」的得分來選擇題目難度。例如：總得分為 0 至 10 分的小朋友，可在單元食至行的遊戲中選擇難度較低的階段 1 挑戰（即一顆★的遊戲）。

待小朋友反覆挑戰單元 1-4 的遊戲後，家長及老師可幫忙小朋友進行「驗收遊戲」來驗收遊戲成果，檢查小朋友的專注力是否有進步，並再進行一次「暖身遊戲」，並依照新的得分重新選擇遊戲難度。例如：第二次的總得分進步至 16 至 25 分，則可在單元食至行的遊戲中選擇難度較高的階段二挑戰（即三顆★★★的遊戲）。

陪孩子玩
視覺專注力遊戲前的四堂課

第一堂　「三分鐘」檢視兒童專注力缺失

專注力缺失一直以來都是家長與老師所關切的問題，也是轉介職能治療的主因之一。根據統計，專注力缺失的發生率約 3 ～ 5%，男女比例約為 3 ～ 5：1，但是實際就診率卻只有兩成左右。

「乖寶寶」不見得就專心

一般被認為有專注力缺失的小朋友大都上課調皮或東張西望、不喜歡閱讀或寫作業，然而有部分的小朋友卻容易被忽略，這些小朋友通常都是老師與家長眼中的乖寶寶，上課不搗亂、聽話、準時交作業，這些優點卻也讓他們成為了被忽視的一群。

「上課不搗亂，持續注視著黑板，但心卻飛到九霄雲外」；「準時繳交作業，但寫作業所花費的時間過於冗長，且作業內容錯誤百出」。顯然有許多的徵兆都非外顯行為所能判斷的。

基礎能力不佳，導致學習缺乏效率

究竟這群小朋友的問題出在哪？「基礎能力」不佳導致學習缺乏效率，「視覺認知缺陷」可能就是主因！簡單來說，這群小朋友想認真上課卻無法有效率吸收，只好發呆或做白日夢來度過漫長的課堂時間。

以下將提供一套「三分鐘檢視專注力量表」，幫助家長與老師篩檢出這群被忽視的小朋友，讓他們可以接受妥善的療育。

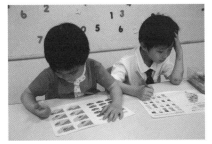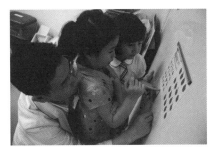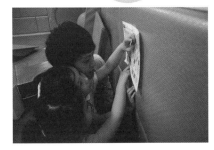

三分鐘檢視專注力量表

項目	檢視內容	出現與否
視覺區辨問題	寫字經常上下、左右顛倒。	□是 □否
	朗讀文字、數字的速度相當緩慢。	□是 □否
	經常會抄錯相似字或數學符號，如大、太；Ｉ、１；＋、－。	□是 □否
視覺前景背景問題	在閱讀字數較多的書籍或文章方面有困難，甚至不喜歡。	□是 □否
	無法迅速在雜亂的桌面或房間找出指定的物品。	□是 □否
	前景與背景顏色相近時（如綠色黑板上的綠色字），搜尋效率相對較低。	□是 □否
視覺記憶問題	收拾玩具或日常用品經常會放錯地方或沒有固定的收藏位置。	□是 □否
	經常認不得曾經看過的人、事、物，如看過數次的國字依然不認得。	□是 □否
	抄寫黑板上的文字時，看一個字寫一個字，導致抄寫速度緩慢。	□是 □否
視覺搜尋問題	看書、抄寫經常跳行或跳格。	□是 □否
	無法迅速自文章中圈出指定的語詞。	□是 □否

以上每答一個「是」即得 1 分，達 6 分以上即可能有專注力缺失的問題，可尋求相關專業人員協助。提醒您，有部分小朋友亦可能因爲視力問題而導致專注無法集中，建議先釐清視力方面的問題再使用此量表檢測。

透過眼睛來學習，是最直接的方法

眼睛不僅讓我們觀賞這世界的美來滿足我們感官上的刺激，更讓我們透過這靈魂之窗來學習、獲得許多重要的資訊。無論是日常生活功能、學校課業、工作，甚至是休閒娛樂，都得透過眼睛來學習和執行，也是最直接且有效率的方法。

良好的「視覺認知」等於良好的執行能力

一部電腦如果缺乏作業系統和實用的軟體，光有性能優良的主機和周邊設備也是無法發揮它的效用，又如驍勇善戰、身強體魄的戰士，卻缺乏敏銳的頭腦和智慧，也終將被淘汰。我們的眼睛更是如此，不光是要有良好的構造和生理機能，也要有良好的執行能力，即視覺認知功能。

學齡前、後階段最重要的事情，不外乎是日常生活、遊戲和課業，其中最重要、也是每天最常接觸到的就是日常生活功能。視覺認知功能究竟對於日常生活有何重要性呢？舉例來說，小朋友經常把鞋子、衣服穿反，這一個令許多家長苦惱的問題就可能隱藏著許多視覺認知方面的問題，包括：缺乏視覺經驗、視覺區辨能力不佳、視覺專注力不足……等。

現在我們就來一探視覺認知能力對於小朋友在日常生活上的重要性，我們就以下的視覺認知能力來一一介紹：

1 視覺刺激與經驗	**2** 視覺專注力	**3** 視覺區辨能力
4 視覺空間能力	**5** 前景背景區辨能力	**6** 視覺記憶

「視覺認知」對於小朋友日常生活的影響

1 視覺刺激與經驗

眼見為憑，人們總是認為任何事物都是要親眼看過才能相信，任何美好的事物也都要親眼見過才能銘心。對於日常生活功能亦是如此，與其費盡口舌的教導小朋友綁鞋帶，倒不如做一次給他看會來得有效率。學習不外乎是多看、多聽、多做，足夠的視覺刺激與經驗即是視覺認知重要的第一步。

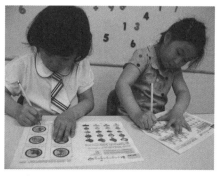

▲ 透過玩遊戲來增加孩子的專注力，是最有效的方式。

2 視覺專注力

專注力不僅是對於課業有很大的影響力，對於日常生活功能亦是。經常會發現小朋友鞋子穿錯邊、穿兩隻不一樣的襪子、穿到別人的鞋子、過馬路不看紅綠燈，除了視覺區辨的問題外，不外乎就是不夠專心、謹慎。視覺專注力不足，不僅會造成日常生活上的不便，更可能會帶來許多危險，例如，使用水果刀削蘋果時，一個不專心就可能會受傷。此外，視覺專注力不足也可能造成日常生活技巧學習緩慢，尤其是步驟較為複雜的事物，如綁鞋帶、摺衣服、使用電器用品等。

3 視覺區辨能力

區辨能力包括：辨識（如顏色、大小）、配對和分類，這對於日常生活來說也是經常使用到的能力，例如，辨識鞋子的左右邊、衣服的正反面、分類玩具或信件等都需要用到此能力。如果小朋友經常會把鞋子衣服穿錯邊、錯拿相似的物品、從來不會把玩具分類，這都可能潛在著視覺區辨方面的障礙。

4 視覺空間能力

此能力包括空間相關位置的概念（如上下左右）、深度知覺和地理定向感。這對於日常生活功能也是很重要的一環，例如，過馬路時需要依照馬路的長度來判斷走路的速度，或依照來車的距離來判斷是否要過馬路；又例如，循著簡易地圖去買東西，這些能力都是和日常生活息息相關的。此外，這個能力對於行走安全方面有很大的影響，如判斷階梯的高度、水溝的寬度、地面的高低差等。

5 前景背景區辨能力

在日常生活中，最常使用此能力的狀況便是尋找物品，如果缺乏此能力，小朋友便不能在一堆散亂的物品中找出他所想找的。例如，一堆衣服散落在碎花圖案的床鋪上，請小朋友去找出他自己的衣服，如果缺乏此能力小朋友將找不出來，並且會漫無目的的翻找。如果孩童經常抱怨找不到玩具或故事書，就可能潛在著這方面的問題。

6 視覺記憶

視覺記憶不佳的小朋友，經常會忘記剛買不久的物品的樣子、想不起新同學的長相、無法透過視覺記住車牌或電話號碼。此外，視覺記憶不佳的小朋友對於視覺刺激和經驗的適應能力亦不佳，因此需要不斷的提供刺激來幫助他們記取，否則將會造成日常生活技巧的學習緩慢。

我的故事書跑去哪了呢？

任何日常生活功能都是得透過上述的視覺認知能力的整合才能表現良好，每種能力缺一不可，這也表示如果有其中一種能力不足，都可能會造成日常生活功能表現不佳。因此，如果發現小朋友的日常生活品質不佳、生活技巧學習緩慢，都可能潛在著視覺認知能力方面的問題，應即早尋求職能治療師的協助，讓小朋友不要輸在起跑點上了！

視覺認知障礙是學習障礙（學障）孩童所常見的現象之一，為了要使學障孩子在學習上可以更順利，並幫助家長提早發現孩子是否有學習上的困難，所以了解「視覺認知障礙」帶給孩子的挑戰是刻不容緩。

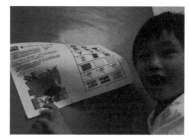
▲視覺是孩子專注的基礎。

視覺認知障礙，可靠小技巧來補足

我們可以將視覺認知障礙想像是一股阻力，它阻撓了我們大腦來解釋從眼睛接收到的任何視覺資訊，所以視覺認知障礙的孩子無法將看到的事物作分類、記憶、組織及解釋。視覺認知障礙很難從一般的視力篩檢發現，即使視力正常的孩子也可能伴隨視覺認知障礙。

視覺認知障礙無法經由藥物及眼鏡來降低它所帶來生活上的不便，視覺認知障礙的治療

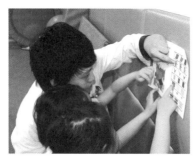
▲透過本書的小測驗，可以協助您找出孩子的問題。

主要是提供孩子相關的代償性策略或是技巧，通常這些技巧在一般正常人身上也是會使用，如：使用螢光筆標示重點，父母親如果在孩子碰到學習所帶來的挫折之前將此技巧使用在學習過程中，就可以讓孩子學習旅程更加順暢，減少因障礙所帶來的挫折感。以下我們將介紹各年齡層孩子常見視覺認知障礙的特徵及相關解決策略，以供爸媽參考。

視覺認知障礙是什麼？

- 視覺認知障礙又可稱為視覺資訊處理障礙。
- 視覺認知障礙最主要是影響腦部對於眼睛所接受訊息／資訊的解釋與處理。
- 可能發在眼睛結構正常的孩子身上。
- 視覺認知障礙與學習障礙一樣，都會對孩子的學習造成終身的挑戰。
- 視覺認知障礙的孩子可能會在處理特定的視覺資訊有困難，但是在其他人眼中所觀察到的卻是在遇到困難後的行為改變。譬如說：孩子的視覺順序能力（visual sequencing）不佳所造成的閱讀困難，在旁人眼中所出現的行為可能為：不專心、閱讀理解力差、閱讀速度緩慢。
- 有各種形式的視覺認知障礙，不同種類的障礙會影響不同類型視覺資訊處理。

各年齡層孩子視覺認知障礙的表徵及解決策略

	常見困難	相關解決策略
幼兒時期	常會看錯或是搞混一些數學符號（如：+, x, /, &）	● 使用字體較大的書本或是作業紙，必要時可以將重要的符號用其他顏色來做記號
	容易分心，易受外界環境干擾	● 將房間或是周遭環境中不必要的物品歸定位，盡量收到箱子或是抽屜中 ● 房間牆壁顏色盡量以暖色系為主，避免使用有圖案的壁紙
	無法正確判斷距離長短（如：容易碰撞環境中的物品、把物品放置在桌面邊原處，導致物品容易從桌面掉下）	● 給予孩子明確地單一指令，因為多步驟指令較難將之視覺化及完成
	區辨顏色或是相似字有困難（如：b, d; p, q; 6,9; 2,5）	● 形狀過於相似的字體，盡量不要同時教導，待孩子對於所學字體完全熟悉後，再教導其相似的字體 ● 閱讀前可以先將讀本內的相似字告知孩子，閱讀到此字的時候請孩子說出彼此間的不同
學齡時期	常會粗心將數學題目看錯	● 教導孩子答題時先將關鍵字圈起來，如：共幾個、少幾個等等，來加深對題意的了解 ● 考試時，如果考卷和試題卷分開時，可以允許孩子在題目卷直接作答
	無法在閱讀測驗或是課文中找到重點	● 閱讀前先告知孩子本文的關鍵字為何，請孩子注意關鍵字附近的句子 ● 閱讀說明或是課文時，可以搭配口語的朗讀來增進理解能力 ● 閱讀時可以將尺放在文字底下來避免跳行的情形發生，使用螢光筆即時將所看到的重點標示出來
	將文字從黑板或是課本中抄至作業簿有困難	● 可以請孩子在課文中每一行的位置標上1、2、3……等數字，以減少抄寫課本的困難度 ● 加強視覺記憶能力可以降低抄寫黑板的困難度
	作美勞活動有困難，如：十字繡	● 可以將十字繡的原圖加大，不同美勞活動困難點不一樣，若有需要可以請教職能治療師
	無法快速且整齊地書寫	● 可以將練習簿的空格內加上參考線 ● 書寫作文時可以使用格子顏色較深的稿紙，來區別不同的書寫區域
青少年時期及成人時期	無法正確指出圖片表、地圖、照片中重要資訊，如：無法在地圖中找出出發點及終點的位置	● 可使用不同顏色來標示不同的重要資訊
	無法將分散的資料彙整為一份完整的資料	● 在書寫文件、短文之前可以將大綱列出來以利思緒的簡化及組織
	無法在印刷資料中找出特定的資訊，如：無法在電話簿中找出某人的電話號碼	● 可使用不同顏色來標示不同的重要資訊 ● 在閱讀印刷資料時，可以請一位好友再次確認閱讀內容
	無法記住到達某目的地的逐一步驟	● 隨身攜帶錄音機將重要訊息錄起來

第四堂　遊戲隨你玩，創意無限大

　　曾經有家長會問，為什麼我的孩子來了三次治療課都在玩同一個遊戲呢？是因為就同一個遊戲玩了三次都不會，還是治療師在敷衍？其實都不是，事實上是因為治療師同一個遊戲依照難易度和小朋友當下的狀況換了三種玩法，我們舉本書中的其中一個遊戲來當作說明吧！

一種遊戲，有多種變化玩法

單元住 -1　我要住哪裡？

→請在左頁的地圖裡找出右頁中每一間房子的所在區域，並塗上該區域的顏色。

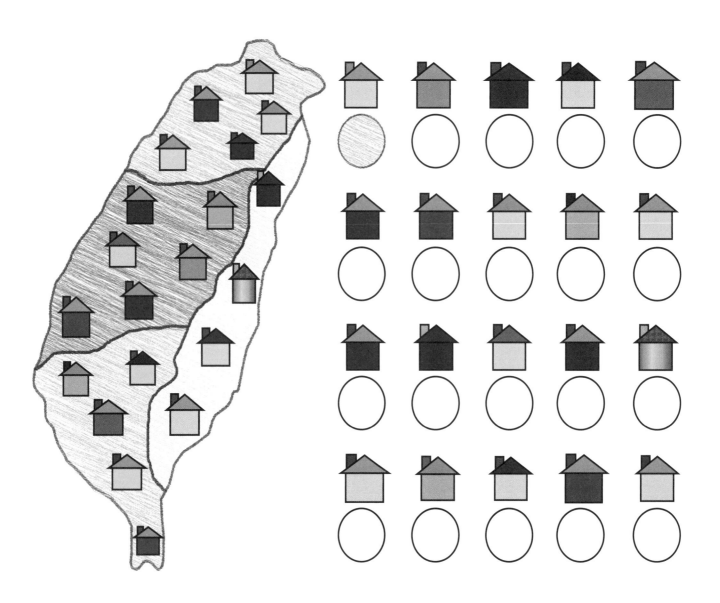

這個遊戲除了塗相同顏色的玩法外，依照難易度或複雜度我將這個遊戲變化成以下幾種玩法：

1 如果小朋友不會拿筆，你也可以這樣做。將書本影印後貼在白板上，用磁鐵代替筆來圈選。

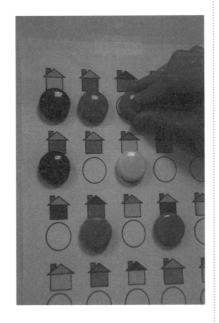

2 用圓形貼紙來取代色筆，亦可以訓練手眼協調與精細動作。

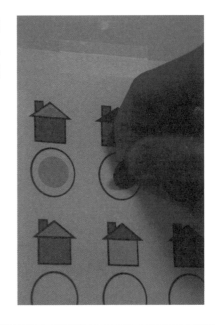

3 如果區域概念對小朋友來說有點難度，可以改用編號的方式，將左頁地圖上的房子都標上號碼，然後請小朋友在空格內填入相對應的號碼。

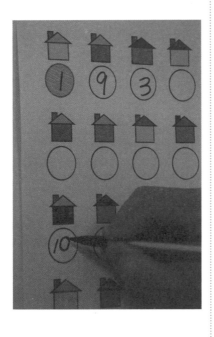

4 甚至年紀比較大的小朋友練習座標位置時，可將右頁的房子用行列編碼，然後家長指定座標點讓小朋友先去找看看是哪間房子，再到地圖看看應該塗什麼顏色。

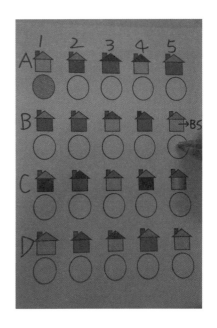

這些點子只是冰山之一角，還有許許多多的點子存在你我的腦袋之中，發揮創意，永遠都有玩不完的遊戲。

主題遊戲 1 食

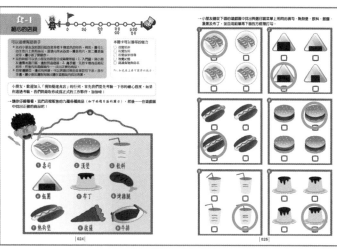

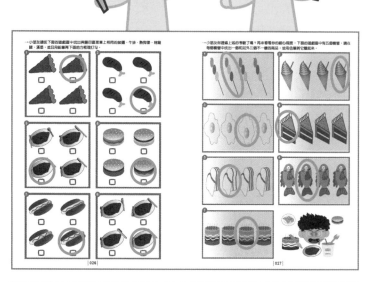

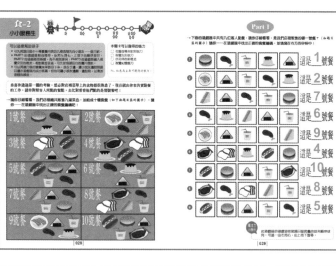

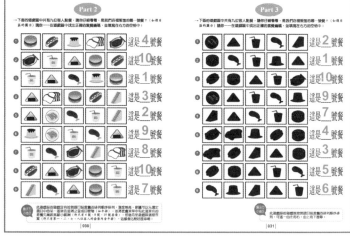

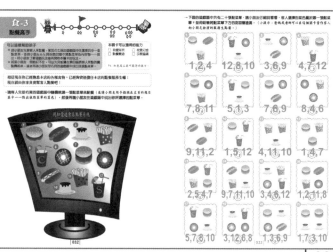

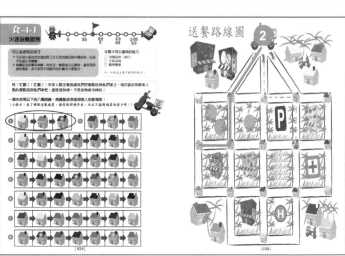

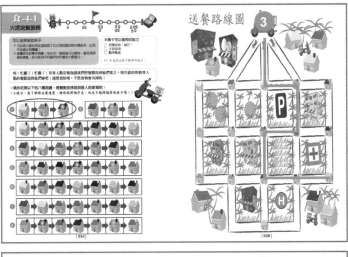

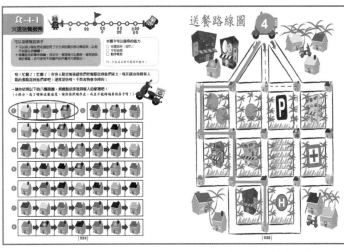

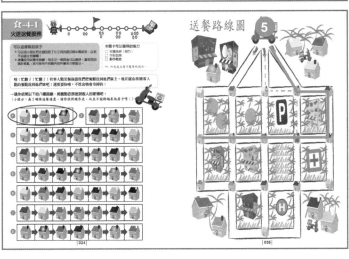

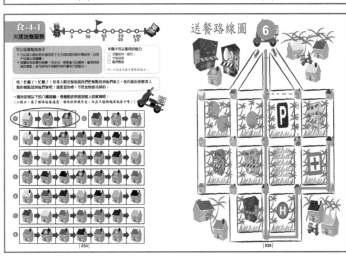

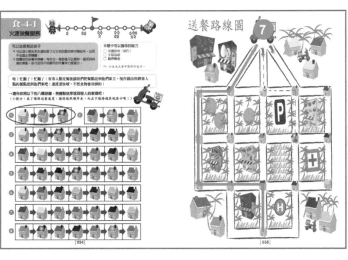

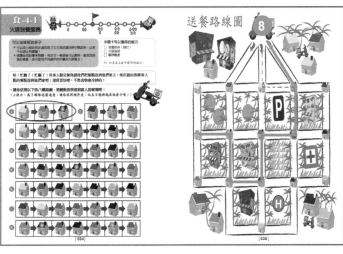

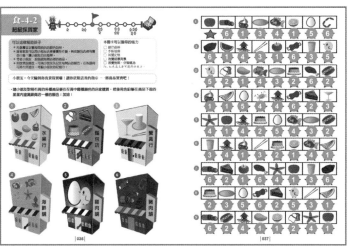

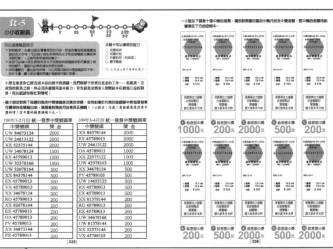

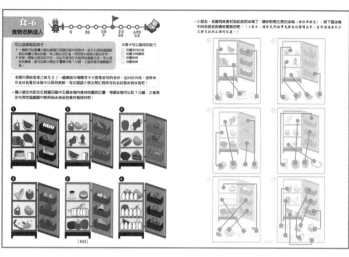

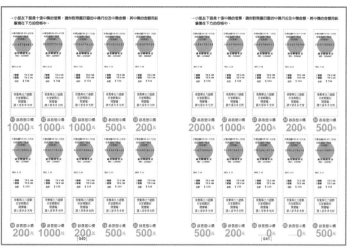

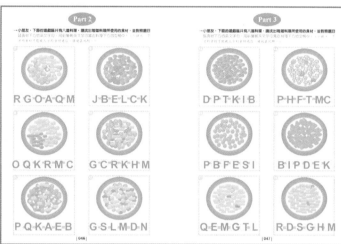

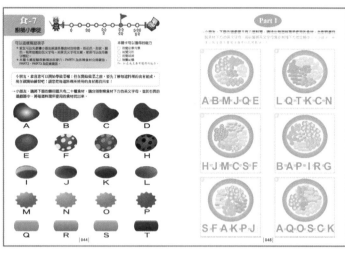

食-6 食物收納達人

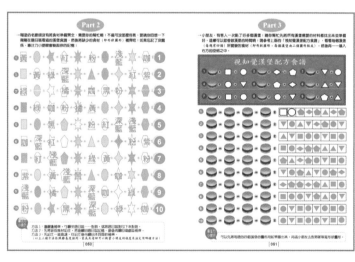

食-7 廚師小學徒

Part 1

A B M J Q E	L Q T K C N
H J M C S F	B A P I R G
S F A K P J	A Q O S C K

Part 2

R G O A Q M	J B E L C K
O Q K R M C	G C R K H M
P Q K A E B	G S L M D N

Part 3

D P T K I B	P H F T M C
P B P E S I	B I P D E K
Q E M G T L	R D S G H M

食-8 食譜大觀園

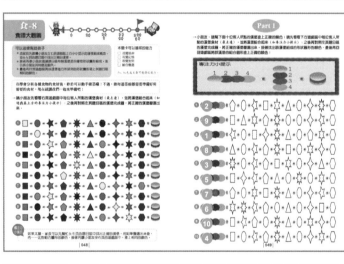

Part 1

Part 2

Part 3

視知覺漢堡配方食譜

食-9 我是大廚師

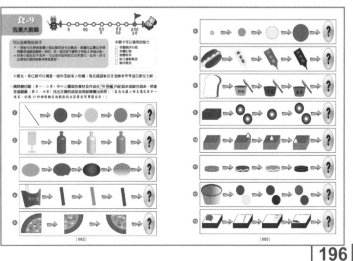

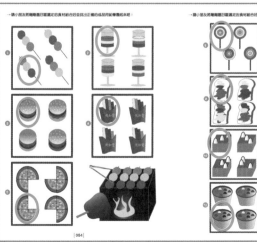

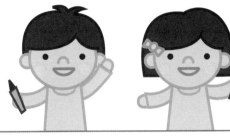

主題遊戲 2 衣

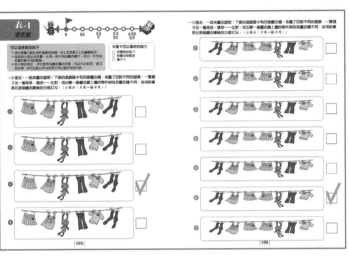

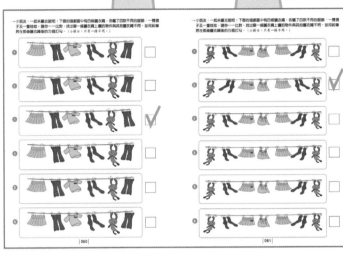

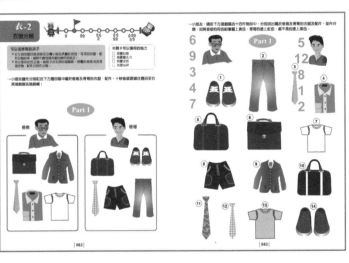

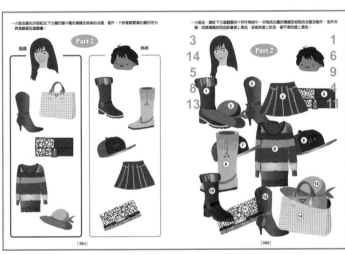

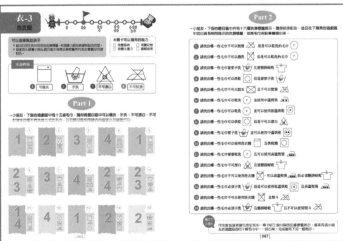

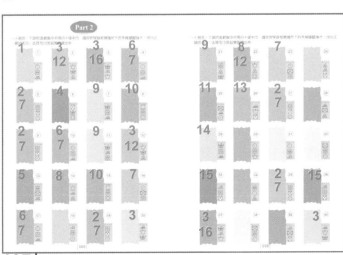

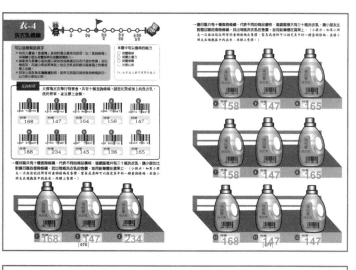

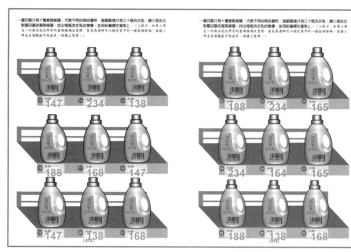

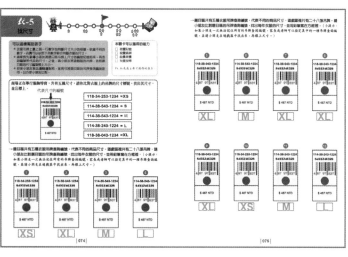

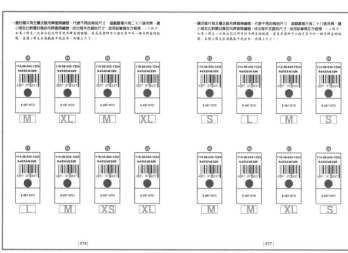

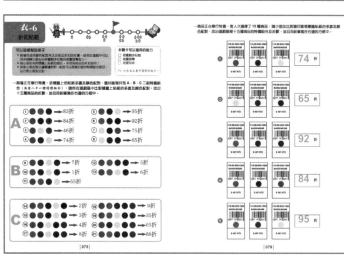

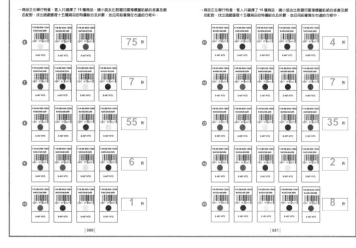

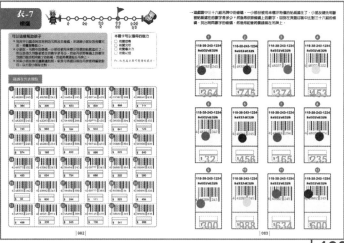

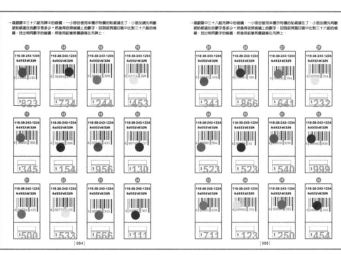

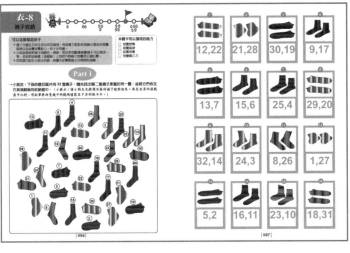

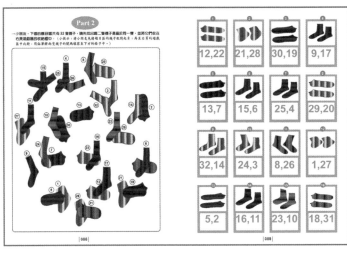

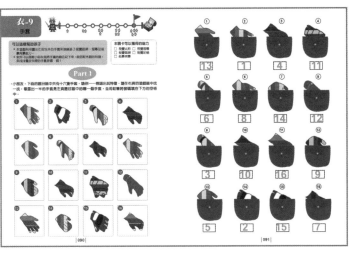

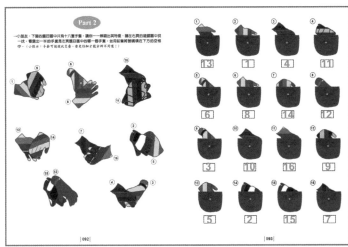

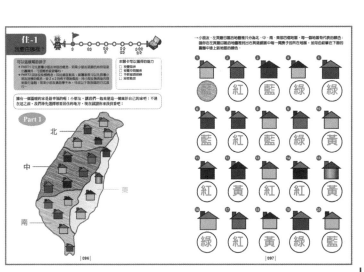

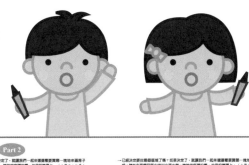

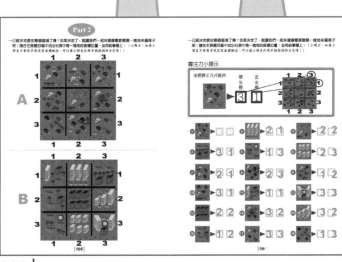

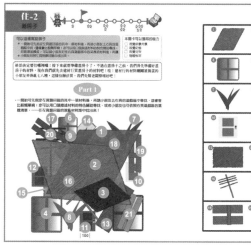
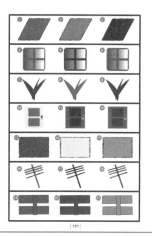
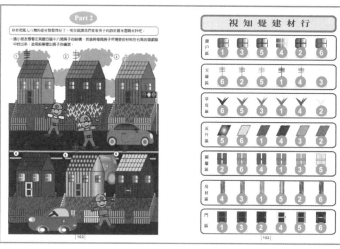
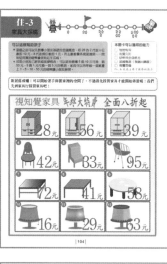
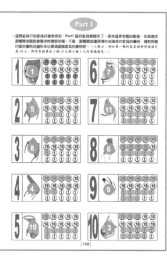
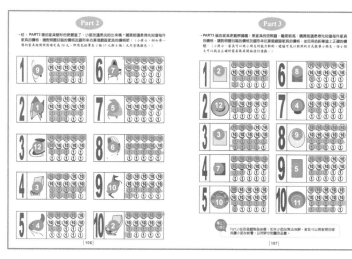
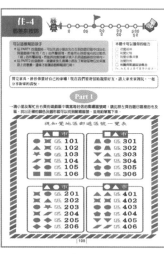
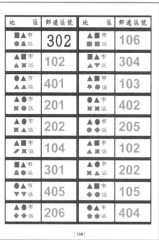
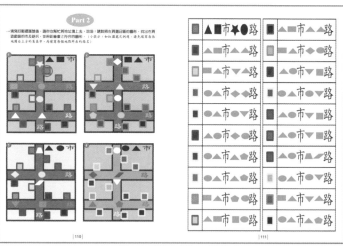
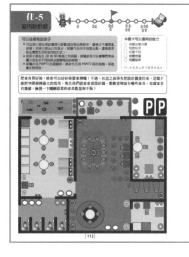
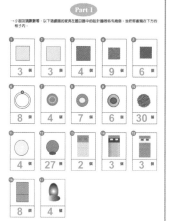
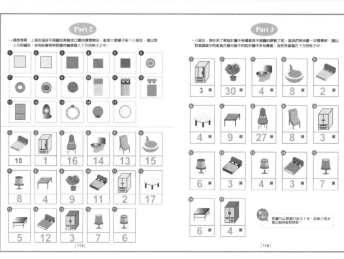

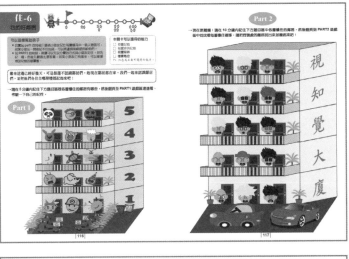

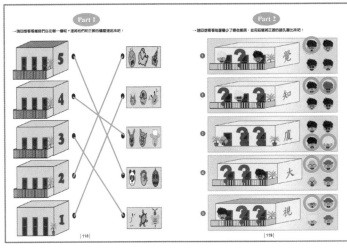

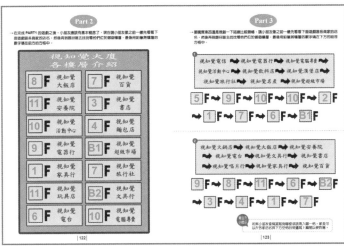

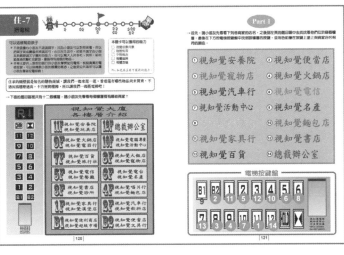

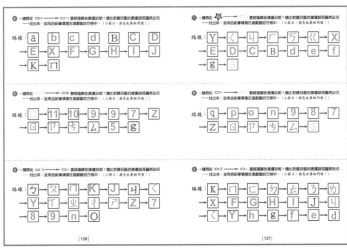

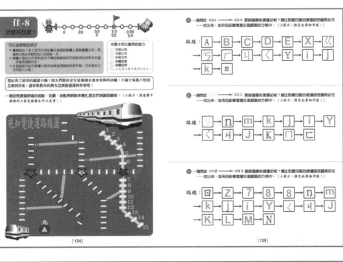

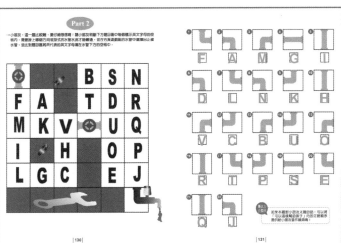

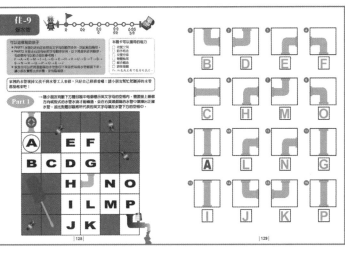

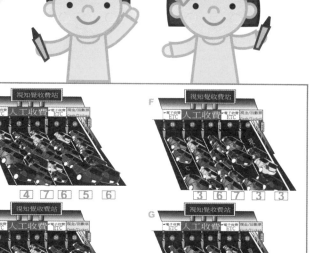

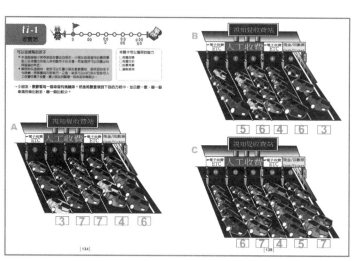

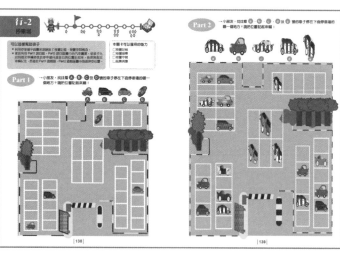

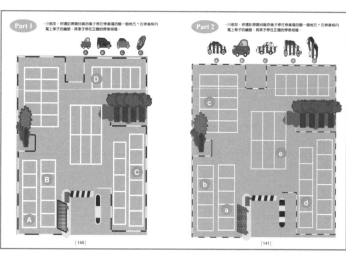

ㄓ-3 找車牌

Part 1

JSH・644	IAB・362	KFH・224	JOP・134
0253・NZ	DCX・482	UDI・832	PYA・848
TYJ・723	4732・TF	7733・FY	2843・SS
UDI・392	HRF・832	QIC・832	8843・JD
8833・TT	DKK・888	FFF・888	3456・OD
TDK・666	5566・UD	3888・RR	6669・OK
ICJ・783	9383・AB	DU3・YY	8383・OI

Part 1

JOP・134	HRF・832	3888・RR	3456・OD
JOP-134	HRF-832	3888-RR	3456-OD
JSH・644	TDK・666	UDI・832	IAB・362
JSH-644	TDK-666	UDI-832	IAB-362
4732・TF	KFH・224	FFF・888	TYJ・723
4732-TF	KFH-224	FFF-888	TYJ-723
8843・JD	PYA・848	8383・OI	QIC・832
DCX-482	6669-OK	2843-SS	DKK-888
0253・NZ	4732・TF	8843・JD	UDI・392
C253-NZ	7733-FY	8833-TT	UDI-392
9383・AB	5566・UD	DU3・YY	ICJ・783
9383-AB	5566-UD	DU3-YY	ICJ-783

Part 2

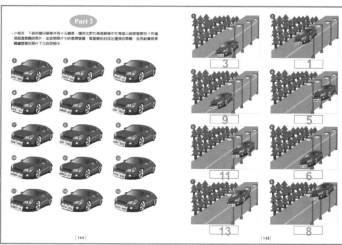

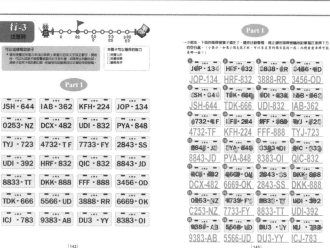

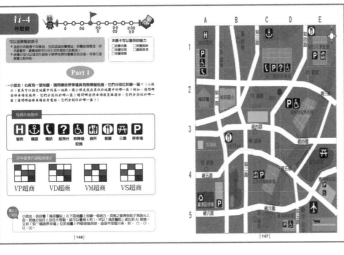

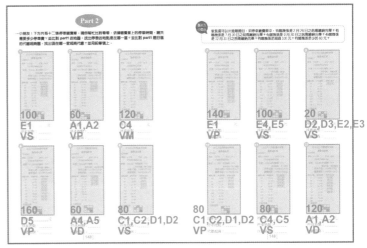

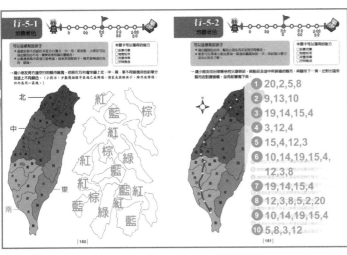

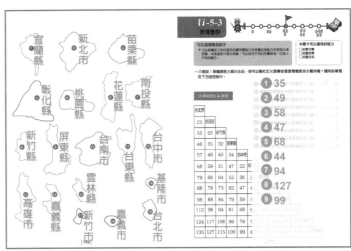

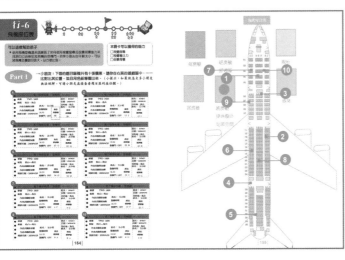

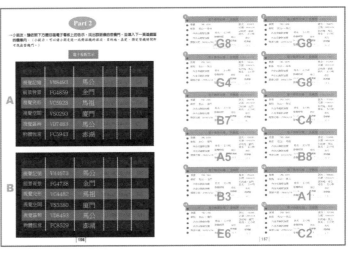

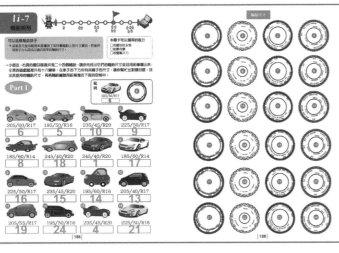

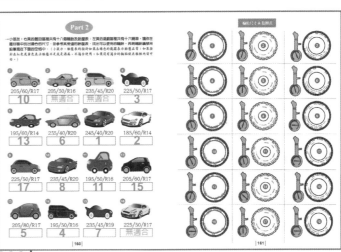

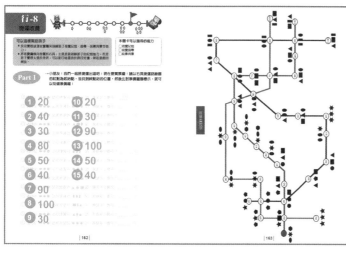

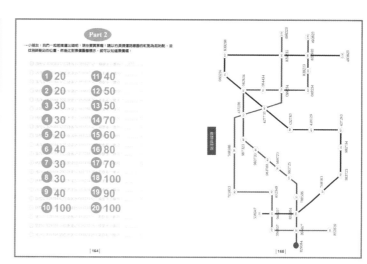

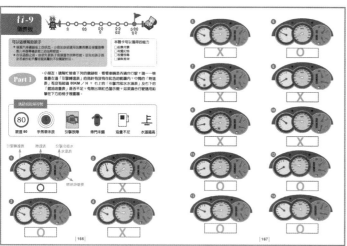

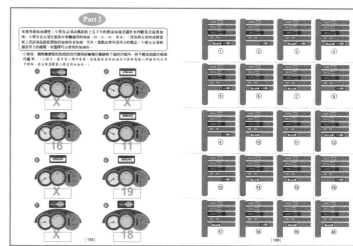

附錄：暖身遊戲

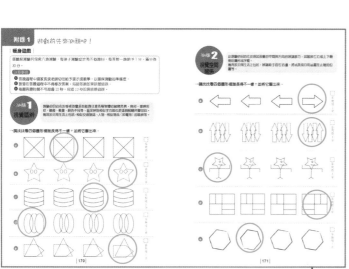

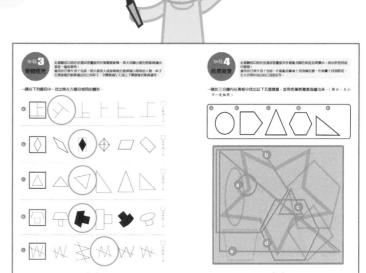

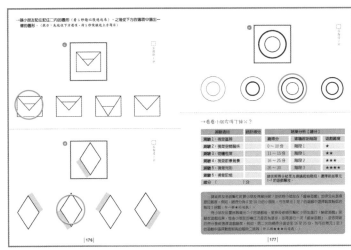

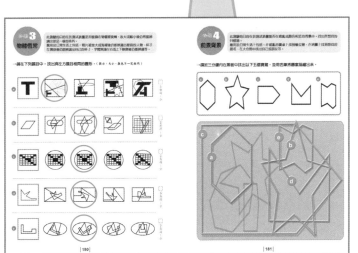

附錄：驗收遊戲

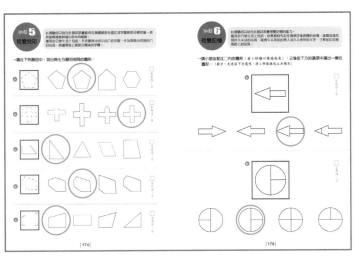

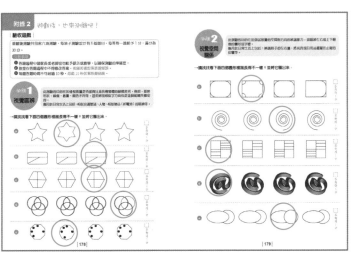

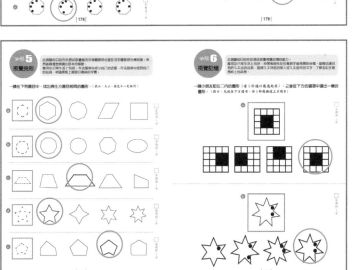

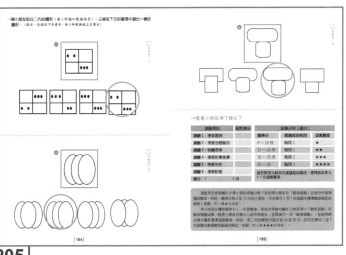

暢銷修訂版

視覺專注力遊戲在家輕鬆玩❷

食、衣、住、行視覺認知專注力

作　　　者	陳宜男、劉奇鑫	
選　　　書	林小鈴	
主　　　編	陳雯琪	

行 銷 經 理　王維君
業 務 經 理　羅越華
總 　編 　輯　林小鈴
發 　行 　人　何飛鵬
出　　　版　新手父母出版
　　　　　　城邦文化事業股份有限公司
　　　　　　台北市中山區民生東路二段 141 號 8 樓
　　　　　　電話：(02) 2500-7008　傳真：(02) 2502-7676
　　　　　　E-mail：bwp.service@cite.com.tw
發　　　行　英屬蓋曼群島商家庭傳媒股份有限公司城邦分公司
　　　　　　台北市中山區民生東路二段 141 號 11 樓
　　　　　　讀者服務專線：02-2500-7718；02-2500-7719
　　　　　　24 小時傳真服務：02-2500-1900；02-2500-1991
　　　　　　讀者服務信箱 E-mail：service@readingclub.com.tw
　　　　　　劃撥帳號：19863813
　　　　　　戶名：書虫股份有限公司

香港發行所　城邦（香港）出版集團有限公司
　　　　　　香港灣仔駱克道 193 號東超商業中心 1F
　　　　　　電話：(852)2508-6231　傳真：(852)2578-9337
　　　　　　E-MAIL：hkcite@biznetvigator.com
馬新發行所　城邦（馬新）出版集團 Cite (M) Sdn Bhd
　　　　　　41, Jalan Radin Anum, Bandar Baru Sri Petaling,
　　　　　　57000 Kuala Lumpur, Malaysia.
　　　　　　電話：(603)90563833　傳真：(603)90576622
　　　　　　E-MAIL：services@cite.my

國家圖書館出版品預行編目 (CIP) 資料

視覺專注力遊戲在家輕鬆玩 . 2/ 陳宜男, 劉奇
鑫著 . -- 2 版 . -- 臺北市：新手父母出版, 城
邦文化事業股份有限公司出版：英屬蓋曼群
島商家庭傳媒股份有限公司城邦分公司發行,
2023.12
　面；　公分 . -- (學習力；SG0009X)
暢銷修訂版
ISBN 978-626-7008-68-3(平裝)

1.CST: 注意力缺失
2.CST: 遊戲治療
3.CST: 兒童遊戲

415.999　　　　　　　　　　112018797

封面設計 / 鍾如娟
內頁版面設計排版、插圖 / 鍾如娟
製版印刷 / 卡樂彩色製版印刷有限公司
2023 年 12 月 07 日 2 版 1 刷　　　　　　Printed in Taiwan
定價 380 元

ISBN：978-626-7008-68-3（平裝）
ISBN：978-626-7008-64-5（EPUB）

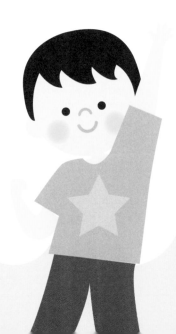

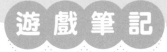

遊戲筆記

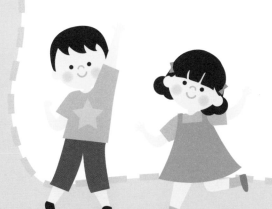

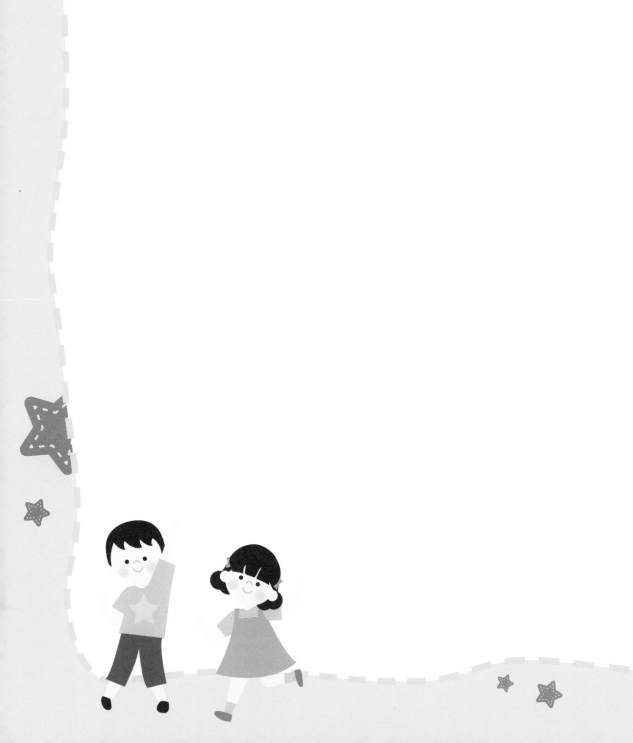